기적의 발효균, 암을 이긴다

copyright ⓒ1991 by Riichirou Iwaki
Translation Copyright ⓒ 1997 DOUNG JI PUBLICATION
이 책의 한국어판 저작권은 원저자와의 독점 계약으로 (주)아침나라에 있습니다.
저작권법에 의해 한국 내에서 보호를 받는 저작물이므로
무단전재와 무단복제를 금합니다.

기적의 발효균, 암을 이긴다

이와키 리이치로 著
김균희 譯

㈜아침나라

옮긴이 김균희는 1933년 동래산에서 출생하였다. 부산대학교 문리대 영문과를 졸업한 후 부산중학교에서 영어 교사로 재직하였다.
1962년 어문각에서 발행한 《영한대사전》과,
1977년 시사영어사에서 발행한 《한영대사전》집필에
참여하였다. 주요 역서로는 《무기여 잘 있거라》,
《야생의 엘자》,《폭풍의 언덕》등이 있다.

기적의 발효균, 암을 이긴다

1판 1쇄 | 1997년 4월 7일
개정 1판 2쇄 | 2010년 6월 25일

지은이 | 이와키 리이치로(岩城利一朗)
옮긴이 | 김균희
펴낸이 | 황근식
펴낸곳 | (주)아침나라
출판등록 | 1999년 5월 13일 제16-1888호
주소 | 서울시 마포구 염리동 173-3
전화 | (02)701-6470 팩스 | (02)929-7337

ⓒ 아침나라

값 8,000원
ISBN 89-5587-171-6
*잘못된 책은 바꾸어 드립니다.

| 머리말 |

콩 발효 음료 '양진화 851'

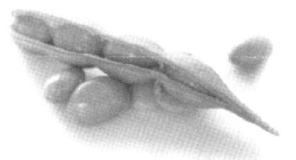

'양진화 851'은 밭에서 나는 고기라 일컬어지는 콩을 사용하여 만든 건강 음료로 의약·영양학적으로 검증된 건강 음료이다.

콩은 대부분의 저영양, 초저영양식(超低營養食) 국가에 있어서의 중요한 단백원이다. 중국과 일본에서는 그 주요 영양분의 흡수를 좋게 하기 위하여 두유(豆乳), 두부, 낫토(納豆:삶은 콩을 볏짚에 싸서 띄운 식품), 된장, 간장 등으로 가공해 왔다. 이 가운데 된장과 간장은 특히 콩의 맛을 좋게 하는 데 쓰이는 방법이다. 또 고영양, 초고영양식 국가인 구미 선진국들에서도 많이 발생하는 암, 성인병에 대한 해결책으로 콩의 단백·아미노산, 레시틴, 사포닌 등을 건강식품으로 활용하고 있으며 일본도 이를 따르고 있다.

'양진화 851'은 이 같은 콩의 바이오테크놀로지를 응용함으로써 보다 좋은 건강 음료가 되도록 의약·영양학적으로 연구 개발한 것이다.

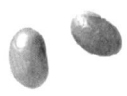

　'양진화851'의 원료로 쓴 콩은 식품 영양학적으로 특성이 있는 중국 동북부(東北部)산이다. 제2차 세계대전 전에는 중국이 세계 제일의 콩 생산국이었다.
　일반적으로 콩의 원산지로는 중국 동북부(옛 만주)에서 시베리아에 걸친 지역이 알려져 있지만 제2차 세계대전 이후 콩이 식품으로서의 유용성이 인식되면서 세계 각국에서 생산하게 되었다. 현재 콩 생산량은 미국이 58%, 브라질이 14%, 중국이 12%이다.
　중국 의학의 한 부문인 식양법(食養法)에 의하면 콩, 혹은 콩으로 만든 식품은 다음과 같은 성질과 성분이 있음을 알 수 있다.

　　콩의 성질 = 허냉 건 강산성(虛冷乾降散性)
　　두유의 성질 = 실랭 평 강산성(實冷平降散性)
　　두부의 성질 = 실랭 평 강산성(實冷平降散性)

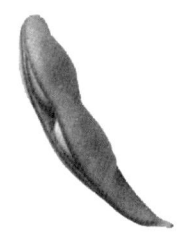

    낫토의 성질 = 실랭 중 강산성(實冷中降散性)
    콩기름의 성질 = 실열 건 강산성(實熱乾降散性)

    단백·아미노산의 식품 성질 = 중중중중중성(中中中中中性)
    레시틴, 사포닌, 핵산, 비타민, 미네랄의 식품 성질 = 평평평평평성(平平平平平性)

  위의 자료에 의하여 필자가 추정하건대 '양진화 851'은 '중중중중산성(中中中中散性)'이라고 해석할 수 있다.

  이러한 성질의 식품을 복용하면 체질적으로 강건형(强健型), 강건 피로형(强健疲勞型)이어서, 암이나 성인병에 잘 걸리는 사람의 체질이 바뀌거나 질병 상태가 호전된다. 또 허약형, 허약 보강형(虛弱補强型)인 체질을 지닌 사람도 체질적인 증상이나 질병 상태가 좋아진다.

이와 같은 작용은 영양학적·의학적으로 연구된 '양진화 851'의 각 영양 성분인 미네랄, 비타민, 단백·아미노산, 핵산 및 그 밖의 기능성 성분에 의해 뒷받침되고 있다. 또 발명자가 제시한 임상 시험 결과도 그것을 실증하고 있다.

필자도 '양진화 851'을 약 3개월 동안 복용하였는데, 부작용은 전혀 없었다.

필자는 허약 보강형 체질로 그런 대로 건강한 상태였지만, 일찍이 강한 냉방에다 빌딩형 증후군을 일으키는 환경 속에서 상당 기간 동안 일했기 때문에 아주 가벼운 어지럼증(고령화가 진행되면서 머리를 갑자기 움직였을 때에 수축기 혈압의 상승으로 인하여 발생), 가벼운 무릎마디 통증(강한 냉방과 고령화가 주요 원인으로 주로 계단을 오르내릴 때에 아프다. '록소닌 데카드론 데르네린' 복용으로 통증을 가라앉히지만 때때로 증세가 나타남). 주량의 감소(빌딩형 증후군의 환경이 가장 큰 영향을 미침. 환경을 바꾸고 건강 식품을

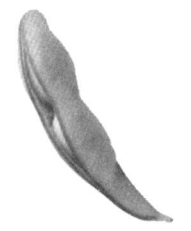

복용함으로써 거의 회복됨), 서혜부(鼠蹊剖)에 생긴 응어리 (운동을 하느라고 오랜 시간 산책을 하면 통증을 느낌), 탈항 (脫肛) 증상 등이 남아 있었다.

그런데 '양진화 851'을 복용하고 나서 모든 증세가 가벼워지고, 주량이 상당히 증가하였다. 늘어나던 흰머리도 더 이상 생기지 않았을 뿐 아니라 선천적으로 약한 위장도 많이 좋아졌다. 그러나 탈항은 완전히 치유되지 않았다.

'양진화 851'이 매우 뛰어난 치료 효과를 나타내는 기능성 식품이라는 사실을 필자는 체험으로 알게 되었다.

'양진화 851'은 '사람의 신체적 컨디션을 조절하고 질병을 예방·회복시키는 기능을 갖춘' 것으로써 영양과 맛에 이은 제3의 기능을 지니고 있다. 식품과 의약품을 합친 '21세기 식품'으로 앞으로 폭넓게 이용 될 것임이 틀림없다.

이와키 리이치로(岩城利一郎)

| 추천사 |

'양진화 851'에 대한 나의 소견

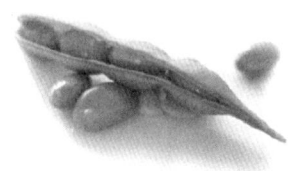

    중국의 양진화 교수가 발명한 '양진화 851'에 관심을 가지게 된 것은 약 4년 전 나의 친 누님이 위암으로 진단을 받고 초조한 상태에서 한양대 병원에서 수술을 받았을 무렵이었다. 모두 재발을 걱정하고 있었을 때 삼양 식품 전중윤 회장님의 권유로 '양진화 851'을 회복 중의 환자에게 복용시켜 효과를 얻고 난 후 부터였다.

    중증이었던 환자는 '양진화 851' 복용 후 회복이 빨랐을 뿐 아니라, 그후 아무런 암의 증상도 없었고 체중도 얼굴색도 완전히 정상화되어 지금도 건강한 상태이다.

    말기 암으로 진행되기 전이었기 때문에 완전히 회복되었으리라 믿지만 신비스러운 효과를 본 것은 사실이다.

    그 이듬해 내 동생의 아내도 위암으로 고생을 했는데, 병원에서 수술 결과를 비관적으로 말해 '양진화 851'을 복용시켰다. 그러나 약 1년 후에 암이 재발해 사망하고 말았다.

    그후 나는 이 기능성 식품의 발명자인 양진화 교수를 두

차례 만난 일이 있었다. 두유 발효에 관여되는 미생물의 특징에 대한 것을 질문했으나, 그분은 평생을 걸고 연구한 것이라서 함부로 말할 수 없다고 거절했다.

나는 851균이라고 하는 미생물에 관해서는 자세히 알 수 없었으나 그 발효유가 정말 과학적 근거가 있는지 검토하기 위해 우리 연구실이 중심이 되어 실험하였다. 그 결과 양진화 교수자신이 주장하는 효과와 '양진화 851'의 내용을 설명하는 책자에서 주장하는 효과를 긍정적으로 이해하게 되었다.

내가 실시한 실험은 장기간의 독성 실험, 체중 증가를 위시한 영양학적 실험, 면역 기능 항진, 노화 방지의 항산화력 실험, 항변이원성 실험, 항암 또는 암 억제력 실험 등에 관한 광범위한 실험이었는데 흥미 있는 결과를 얻어냈다.

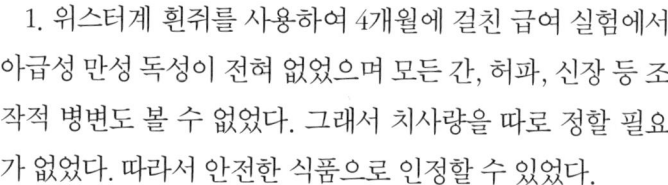

   1. 위스터계 흰쥐를 사용하여 4개월에 걸친 급여 실험에서 아급성 만성 독성이 전혀 없었으며 모든 간, 허파, 신장 등 조작적 병변도 볼 수 없었다. 그래서 치사량을 따로 정할 필요가 없었다. 따라서 안전한 식품으로 인정할 수 있었다.

   2. 시험 기간 중 체중 증가는 정상적이었으며 대조구에 비해 영양학적으로 오히려 보강되는 식품임을 밝힐 수 있었다.

   3. 면역 기능 항진 실험은 실험용 흰쥐를 사용하여 in vitro 실험과 in vivo 실험을 했으며 양진화 교수의 실험은 백혈구와 림프구의 증가를 확인했는데 우리는 장기간 섭식한 실험용 흰쥐의 IgA, IgC 항체가 증가하는 것을 확인했고 체액성 면역 기능이 항진됨을 보았다. 또 세포성 면역 기능은 MTT법과 NO 정량법을 통하여 대식 세포(macrophage)의 활성화를 확인할 수 있었다.

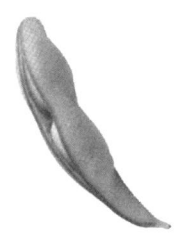

4. 대두즙보다 '양진화 851'은 항산화 물질이 증가하여 활성 산소의 독성을 감소시킬 수 있는 가능성이 있었다. 양진화 교수는 세포 노화를 방지할 수 있다고 했는데 유용한 항산화 물질은 정제되지 않았으며 그 기작은 밝히지 못했다. 다만 항산화 물질은 활성 산소의 DNA훼손, 단백질의 산화 변성을 방지하여 세포의 노화 방지에 효과가 있는 것으로 밝혀졌다.

5. 항변이원성 실험은 양진화 교수와 같이 살모렐라(Salmonella)균을 이용하는 Ames 방법으로 Histidine의 방해를 받지 않는 범위에서 실시했는데 그는 변이원 물질을 AF-2로 사용하였지만 우리는 NTG등 더강한 변이원에 대해서도 항변이원성을 확인한 바 우수한 항변이원성을 보였다. 변이원은 돌연변이를 일으키는 물질로 경우에 따라서는 암을 유발하는 물질이고 변이원성 물질은 약 80%가 발암 물질인 것이다.

6. 항암 실험에 양진화 교수는 실험용 흰쥐를 실험 동물로 썼으며 우레탄으로 폐암을 유발시켜 그 발생 빈도를 비교한 데 비해, 우리는 폐암 등에 가장 약성인 SOS(Spontaneous osteo sarcoma)라는 세포주를 사용하였으며, 특히 예민한 감수성을 지닌 F-344계의 큰 흰쥐를 이용한 결과 암 발생 억제와 전이 방지에 효과가 있음이 인정되었다.

이상의 실험 결과, 양진화 교수가 했던 기초적 실험 결과를 인정할 수가 있었고 '양진화 851'의 임상 효과도 아울러 예측할 수 있었다. 양진화 교수는 많은 의학 연구소의 도움으로 임상적 데이터도 제시하고 있으나 그것까지 나의 연구가 진행되지 못한 것은 유감스러운 일이다.

정호권(건국대학교 발효식품과 교수)

차례

머리말 | 콩 발효 음료 '양진화 851' • 5
추천사 | '양진화 851'에 대한 나의 소견 • 10

제1장 중년을 엄습하는 암과 성인병

1. 암, 성인병은 왜 생기나 • 23

잘못된 식생활이 병을 부른다
조기 자각 증상만으로도 암, 성인병 치료할 수 있다.
암이 되기까지에는 과정이 있다.

2. 식품이 체질과 건강을 바꾼다 • 32

체질에 맞는 식품이 건강을 보장한다
암, 성인병 예방에 효과 있는 기능성 식품 개발
음식이 병을 고친다

제 2장 '851균'이 건강을 회복시킨다

1. 기적의 치료 음료 '양진화 851' • 49

'양진화 851'의 놀라운 암 치료 효과
임상 데이터로도 입증된 '양진화 851'의 효과
부작용과 독성이 없는 혁신적인 음료
신기한 작용을 하는 영양 음료
'양진화 851'에 함유되어 있는 생명 인자
노화 방지 효과도 탁월한 '양진화 851'

2. '851균' 이란 무엇인가 • 59

최첨단 기술이 주목하는 박테리아
발효 식품의 신비
'851균'은 인체에 유익한 산물을 생성한다
'양진화 851'은 안전한 의약 건강 음료이다

3. 놀라운 위력을 발휘하는 콩 • 69

밭에서 나는 고기, 콩
콩은 저영양 시대의 단백원

제3장 기적을 일으키는 '양진화 851'의 탄생

1. 생명의 신비로 탄생한 '양진화 851' • 77
'양진화 851'의 기본은 음양의 조화
양진화 교수와 바이오테크놀로지
토양에서 보는 생명의 신비
자연과 동화되어 살면 장수한다
어머니인 동시에 연구자로서의 생활

2. '양진화 851'을 만든 양진화는 누구인가 • 95
가려진 영광의 얼굴, 양진화
토양에서 발견한 '851균'
세계적으로 입증된 851균의 효능
1985년 1월에 발견해 '양진화 851'
'양진화 851' 약효 몸소 실험
끈질긴 집념의 결정체 '양진화 851'

제 4장 기적의 음료, '양진화 851'의 모든 것

1. '양진화 851' 쇠약해진 기능을 활성화시킨다 • 107

'양진화 851' 의 성분
몸과 내분비 성분을 만드는 다백질과 아미노산
인체 윤활유 비타민
생명 활동의 원천 미네랄
세포막의 주요 구성 물질 레시틴
혈액을 정화하는 사포닌
생명을 지배하는 핵산
비피두스균을 증식시키는 올리고당

제 5장 '양진화 851' 의 놀라운 힘

1. 만능 치료꾼 '양진화 851' • 139

'양진화 851' 의 전 임상 약리 시험 결과
암에 대하여/ 조직 단백 합성 촉진에 대하여/ 항노화(抗老化)에 대하여
'양진화 851' 은 암 세포를 식별한다.
'양진화 851' 의 노화 진행 억제 메커니즘
플러스(+)성 · 마이너스(-)성 질병에 두루 유효

2. '양진화 851'의 만성 질환 치료 효과 • 148

   성인병 치료 효과 탁월
   암 치료의 새로운 길 터준 '양진화 851'
   '양진화 851'은 류머티즘과 천식에도 효과 있다.
   만성 위장 장해에도 유효

제6장 '양진화 851' 복용 사례 모음

1. '양진화 851'으로 탈저(脫疽)를 고쳤다. • 169
2. 원인 불명의 병이 치유되었다. • 171
3. 신우염의 고통에서 해방되었다. • 174
4. 위에 뚫린 구멍이 메워졌다. • 178
5. 콧속의 궤양이 깨끗이 나았다. • 181

부록 | '양진화 851의 국제적인 관심과 검증' 각국에서 특허 획득 • 184

제1장
중년을 엄습하는 암과 성인병

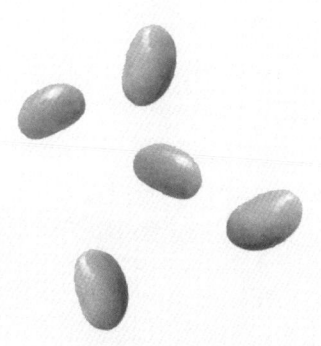

1. 암, 성인병은 왜 생기나

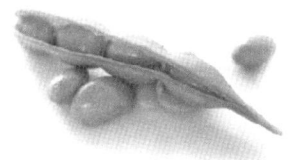

잘못된 식생활이 병을 부른다

지나친 스트레스, 운동 부족과 포식, 그리고 기호식품에 치우친 식사…….

이와 같은 상황에 처해 있는 대부분의 현대인들은 몸과 마음이 두루 지쳐 힘든 나날을 보내고 있다.

이러한 사람들은 대부분 건강 정보에 대해서는 무관심해 특별히 적극적인 예방을 하지 않을 뿐 아니라 영양을 등진 생활을 습관적으로 하고 있다. 또는 "이제 와서 식생활을 개선해 봤자 별수 없다"는 생각으로 무리인 줄 알면서도 몸을 학대하고 있으니 몸은 점점 더 약해지고 병이 드는 것은 당연한 일인지도 모른다.

이런 무리한 생활이 누적되면 30~40대에는 더 이상 돌이킬 수 없는 건강 상태가 되고 만다. 바로 어제까지 열정적으로 일하던 사람이 갑자기 쓰러졌다든가, 죽어버렸다든가 하는

〈표1〉 식생활·자연계의 유해 성분
-조합하여 상승적으로 영향을 미치고 작용함(스트레스, 운동 부족은 작용을 가속화시킴)

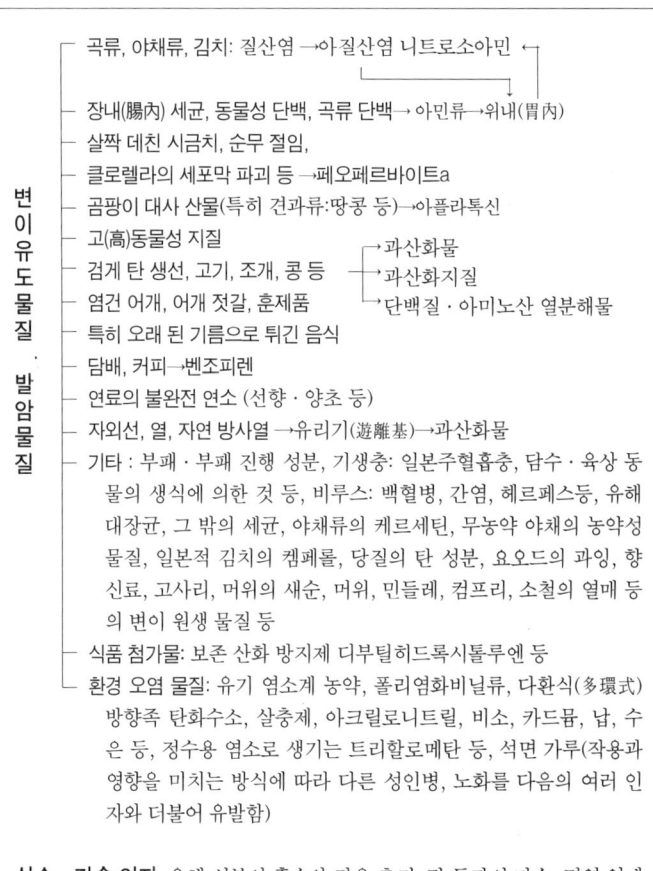

변이유도물질·발암물질
- 곡류, 야채류, 김치: 질산염 →아질산염 니트로소아민
- 장내(腸內) 세균, 동물성 단백, 곡류 단백→ 아민류→위내(胃內)
- 살짝 데친 시금치, 순무 절임,
- 클로렐라의 세포막 파괴 등 →페오페르바이트a
- 곰팡이 대사 산물(특히 견과류:땅콩 등)→아플라톡신
- 고(高)동물성 지질
- 검게 탄 생선, 고기, 조개, 콩 등 →과산화물 →과산화지질 →단백질·아미노산 열분해물
- 염건 어개, 어개 젓갈, 훈제품
- 특히 오래 된 기름으로 튀긴 음식
- 담배, 커피→벤조피렌
- 연료의 불완전 연소 (선향·양초 등)
- 자외선, 열, 자연 방사열 →유리기(遊離基)→과산화물
- 기타 : 부패·부패 진행 성분, 기생충: 일본주혈흡충, 담수·육상 동물의 생식에 의한 것 등, 비루스: 백혈병, 간염, 헤르페스등, 유해 대장균, 그 밖의 세균, 야채류의 케르세틴, 무농약 야채의 농약성 물질, 일본적 김치의 켐페롤, 당질의 탄 성분, 요오드의 과잉, 향신료, 고사리, 머위의 새순, 머위, 민들레, 컴프리, 소철의 열매 등의 변이 원생 물질 등
- 식품 첨가물: 보존 산화 방지제 디부틸히드록시톨루엔 등
- 환경 오염 물질: 유기 염소계 농약, 폴리염화비닐류, 다환식(多環式) 방향족 탄화수소, 살충제, 아크릴로니트릴, 비소, 카드뮴, 납, 수은 등, 정수용 염소로 생기는 트리할로메탄 등, 석면 가루(작용과 영향을 미치는 방식에 따라 다른 성인병, 노화를 다음의 여러 인자와 더불어 유발함)

상승·가속 인자: 유해 성분의 흡수와 작용 촉진, 막 투과의 가속, 면역 억제 유도, 영양 실조, 영양 과잉의 유발 - 식염분(필수 성분), 올코올분(특히 저영양 상태에서 '백악지장(百樂之長)' 적인 요소가 있음), 당분, 유해 콜레스테롤 - 자체에도 특히 성인병 유해 성분적 요소가 있음

유익 성분(적당한 운동과 좋은 정신 생활은 작용을 가속함)
비타민: C · E · A(β카로틴), B1 · B6 · B12등
미네랄: 셀렌, 아연, 구리, 몰리브덴, 셀물 등
헤민, 불포화지방산, 엽록소, 식품 섬유, 맥주 효모, 요산, 티오프롤린, 글루타치온퍼록시다아제(셀레늄+글루타치온), 비피두스균, 비피두스균 인자 등
(최근 야채에 페놀의 1-t-부틸-4-메톡시-5,6,7,8테트라히이드로-2-나프톨과 키논의 2,6-디-t-부틸-1,4-키논 등이 발견되었음)

이야기들은 실제로 우리 주변에서 흔히 들을 수 있는 일이다.

이것은 흔히 '과로사' 라 불리고 있으며 최고 경영자, 학자, 문화 예술인 등의 유명 인사들 가운데에도 이와 같은 사례가 있어서 신문이나 텔레비전에 종종 보도되고 있다.

50~60대의 중 · 고령자뿐만이 아니라 한창 일할 나이인 30대의 젊은층에까지 미치고 있어 사회 문제로 대두되고 있기도 하다.

〈표1〉을 보면 알 수 있듯이 우리들의 일상생활은 암, 성인병에 노출되어 있다고 할 정도로 유해 성분에 연속적으로 위협받고 있다.

한창 일할 나이인 중 · 고령자의 죽음은 진정 지나친 조기 사망이요, 가혹하기 그지없는 현상이라 할 수 있다.

과로사 중 법적인 보상이 되는 것은 뇌혈관 질환이나 허혈성(虛血性) 심장 질환뿐이다. 갑자기 쓰러진 이후에 투병 생활 기간이 비교적 긴 간장 질환이나 심장 질환, 암 등의 경우는 법적 보상을 받을 수 없는 질환이기 때문에 대부분의 사람들

〈표2〉 각종 발암 인자의 발암 기여도: 미국에서의 조사 결과

인자	암 사망 비율 %
식생활(알코올·담배 포함)	35(10~70)
출산·성행위·성병	7(1~13)
직업	4(2~8)
오염	2(1~5)
공업 생산물	<1(1~5)
의약품·의약품 관련물	1(0.5~3)
식품 첨가물	<1(-5~2)
지역적 인자	3(2~4)
감염	10?(1~?)
미지(未知)인자	?

은 그 직책이나 직장에서 쫓겨나고 만다.

과로사, 돌연사 발병이 남성뿐 아니라 병에 잘 걸리지 않고 장수하던 여성에게서도 흔히 볼 수 있게 되었다. 여성의 사회 진출에 따라 남성과 마찬가지로 격무에 시달리고, 음주를 하게 된 결과라 할 수 있을 것이다.

또한 최고 경영자의 부인에게서도 과로사나 돌연사를 흔히 볼 수 있다.

여성의 경우는 자궁암, 자궁근종, 자궁내막염, 유방암(드물게 남성에게도 나타난다) 등의 중증을 비롯하여 유산, 사산 등 여성 특유의 질병에 걸리는 경우가 많아졌다.

고영양 시대에 따른 고령화 사회를 맞이하여 암, 성인병에 걸리기 쉬운 것이 당연하다고는 하더라도, 지나친 조기 사망에 이르는 암, 성인병에 대한 대책을 철저하게 마련함으로써 적극적으로 건강을 지키는 노력을 기울일 필요가 있다.

조기 자각 증상만으로도 암, 성인병 치료할 수 있다

암, 성인병이라는 진단이 내리면, 그렇게 될 때까지 '증상을 거의 깨닫지 못했다' 거나, 극단적인 예로는 '초기 증상이 전혀 없었다' 고 말하기도 한다. 하지만 사실은 〈그림1〉에 열거한 것처럼 무엇인가 '촉발 증상' 이 있게 마련이다.

그것을 깨달으면 그야말로 '조기 발견' 을 할 수 있게 되고, 조기 치료가 가능해진다.

촉발 증상이 진행되어 병발 증상이 나타나게 되면 '계기가 되는 병' 은 곧 일상적인 병이 되고, 더 나아가서는 암, 성인병으로 진전되는 수도 있다.

일반적으로 계기가 되는 병의 초기 증상인 동맥경화증(고지혈증), 고혈압증, 당뇨병 등이 있는 사람이나 간장, 신장, 췌장이 피로한 상태에 있는 사람이 무리할 경우 앞서 말한 것처럼 조기 사망하는 경우가 많지만, 대부분의 사람들은 균형 잡힌 식생활과 의료의 진보에 따라 조절할 수 있다.

그런데 〈그림1〉에서 볼 수 있듯이 암, 성인병을 '플러스(+)성 질병' 이라 했을 경우, 그와 반대되는 경우는 '마이너스(-)성 질병' 이라고 할 수 있다. 이것은 다이어트나 고영양 공포증의 소산인 경우가 많다. 이 경우도 각 조직, 기관 등의 혈류(血流)와 혈행(血行)이 원활하지 못하고, 혈액의 악화도 병행되므로 동일한 증상이 나타난다. 이런 마이너스성 질병은 주로 젊은 여성에게 많이 나타나지만 요즘은 일부 젊은 남성에게서도 볼 수 있는 질병이 되었다.

〈그림 1〉 병적인 정신·신체 증상

원인의 약 80%는 잘못된 식생활(알코올, 담배, 커피 등)과 스트레스(문란한 생활 포함): 유익 성분과 유해 성분의 밸런스의 붕괴라기보다 후자의 우위

```
┌─────────────────────────────────────────────────────────────┐
│ 생리적 동맥 경화                                              │
│ ┌─촉발증상─┐                  ┌─백발·대머리─┐                │
│ ·기억력                         ·적응력 감퇴                   │
│ ·동체(動體) 시력 감퇴, 원시      ·눈의 조정력 감퇴              │
│ ·탈모, 모발의 쇠약               ·계단을 오르내릴 때 무릎이 아픔 │
│ ·지나친 비만                     ·지나친 여윔                   │
│ ·소변이 잘 안나오고 부종이 있음  ·약간의 비만은 예비력으로 필요 │
│ ·피로가 심하게 남음              ·술·담배의 양이 줄어듦         │
│ ·피부와 살색에 윤기가 없음       ·눈이 들어가고 기미가 생김     │
│ ·숨이 참                         ·가슴이 답답함                 │
│ ·부스럼이 잘남                   ·가려움이 심함                 │
│ ·소변의 양·횟수가 많음           ·목이 마르고 물을 많이 마심   │
│ ·많이 먹는데도 여윔              ·손발이 나른함                 │
│ ·권태감                          ·움직임이 느림                 │
│ ·계단오르기가 힘듦               ·목덜미가 뻐근함               │
│ ·결림                            ·마음이 산란해짐               │
│ ·생각이 정리되지 않음            ·글씨를 읽기 힘듦              │
│ ·눈이 피로하고 흐릿해짐          ·따끔따끔하다                  │
│ ·식은땀                          ·잠이 잘 안 오고, 숙면이 안 됨 │
│ ·쉬 잊어버리고, 생각이 나지 않음 ·초조하고, 성을 잘 냄          │
│ ·대답·대응이 나쁘고, 멍해 있음   ·성급함                       │
│ ·지기 싫어함                     ·혈액의 오염                   │
│ ·혈관의 탄력성 감퇴·혈행의 정체                                │
│ ┌─병발증상─┐                                                 │
│ 노령화로 인한   ·청력감퇴        ·뼈·관절의 탄력성 감퇴         │
│ 필연적 증상     ·전립선 비대     ·성적 능력 감퇴               │
│                 ·치조 농루       ·백내장                       │
├─────────────────────────────────────────────────────────────┤
│ ·관절의 통증                    ·GOP·GPT가 높다              ┐│
│ ·당뇨                           ·관절이 뻣뻣함                ││
│ ·변비                           ·설사                        ││
│ ·식욕 부진                      ·위통, 복통, 구토            │노│
│ ·현기증, 이명                   ·구역질                      │화│
│ ·콜레스테롤값이 높음            ·요산값이 높음                │·│
│ ·고혈압                         ·동계, 숨이참                │노│
│ ·손발의 저림                    ·손발이 차가움                │쇠│
│ ·두통, 두중, 요통, 어깨 결림    ·불면                        │사│
├─────────────────────────────────────────────────────────────┤
│ ┌─중증─┐                                                    │
│ ·혀가 잘 돌아가지 않음   ·걸음이 비틀거림    ·휘청거림         │
│ ·물건을 잡고 있을 수 없음 ·손발의 떨림                         │
└─────────────────────────────────────────────────────────────┘
```

```
┌─────────────────────────────────────────────────────────────┐
│  │자기 면역 질환│                                            │
│                                                             │
│    마이너스성 질병                                          │
│         │빈혈 · 저혈압│  · 여윔 · 지나친 여윔               │
│                        (고영양식 공포증) · 임신 · 출산      │
│              ┌ │생리 장해│                                  │
│         부인증 │냉증│                                       │
│              └ │갱년기 장해│      │소화성 궤양│             │
│         │부정수소 증후군│    │만성 과민성 위장 장해│       │
│         │심신증 증후군│                                     │
│         │각종 정신증 증후군│                                │
│         │만성 피로 증후군·근속 피로│                        │
│         │청소년의 비행 · 폭행 · 거부증│                     │
│                                                             │
│    플러스성 질병  · 각성제 · 마약                           │
│                   · 최면약 · 항정신성약                     │
│                                                             │
│    일상의 질병                                              │
│         │계기가 되는 병의 병발│   │자살 · 교통 사고│         │
│         │신장의 과로│            │폐렴 · 기관지염│          │
│                                                             │
│         │동백경화증│  │고혈압증│   │당뇨병│                 │
│          (고지혈증)                          · 자리 보전    │
│          (고적혈구증) │간장의 피로│ │췌장의 피로│ · 치매    │
│                                                             │
│         ·············↓·············                         │
│                                                             │
│    │암│  │신장병│  │간장병│  │뇌졸증│  │심장병│            │
│    │주요 사인(死因) 질병│  : 성인병 · 노인병                │
└─────────────────────────────────────────────────────────────┘
```

암이 되기까지에는 과정이 있다

현대인의 사망원인 가운데 가장 높은 비율을 차지하고 있는 질병은 암이고, 제2위는 심장질환, 제3위는 뇌혈관 질환(뇌졸중)이다. 이 플러스성 질병인 암·성인병으로 사망하는 사람의 수는 증가 일로에 있다. 이 현상은 무엇을 뜻하는가?

또 마이너스성 질병의 환자도 많고, 그로 인해 사망하는 사람의 수도 점점 늘고 있다.

얼마 전까지만 해도 사망 원인으로 꼽혔던 결핵, 폐렴 등의 감염증 사망은 치료약 및 치료법의 개발로 현재에는 어느 정도 후퇴해 있다. 그러나 앞서 말한 세 가지 질병을 포함하여 암, 성인병에 대해서는 현대 의술로는 아직은 이렇다 할 치료법이 없다. 다만 지혜를 다하여 노력을 기울인다면 21세기 초엽에는 완성되리라 여겨지고 있다.

그런데 암으로 발병하기까지에는 과정이 있다. 정상 세포가 발암의 유발 인자, 나아가서는 촉진 인자(유해 성분)의 침해를 받아서 전암(前癌) 세포로 변한다. 이 과정에서 억제 유전자나 비타민 C·E, 그 밖의 유익 성분이 암 세포를 억제하기도 하고, 림프구들의 면역 기능이 작용하기도 해서 이른바 생환 현상이 일어난다. 또 비타민 A나 카로틴, 그 밖의 유익 성분이 앙진적으로 작용한다.

전암 세포는 다시 암 세포로 변하여 증식하고 전이(轉移)해 나간다. 드물게 자연 치유되는 경우도 있는데, 이는 유익 성분의 영향이나 삶의 보람을 느낌으로 인해 이루어지는 치유가 아닌가 추측되고 있다.

  초기 단계에서 발견하여 수술 적출하는 것이 조기 치료법의 요체이지만, 초기 증상은 좀처럼 깨닫기 어려운 것이 실정이다. 깨달았을 때에는 이미 때가 늦었거나, 상당한 중증이 되어 있는 경우가 적지 않은 것이다.

2. 식품이 체질과 건강을 바꾼다

체질에 맞는 식품이 건강을 보장한다

동양 의학이 좋은가 현대 의학이 좋은가, 곡채식(穀菜食)이 좋은가 육식이 좋은가 하는 문제가 흔히 논의된다.

그리고 그에 대한 해답으로서 "과거의 것이나 오래 된 것이 좋다", "동물성 단백질이나 지방질은 나쁘고, 저단백이나 저지방이 좋다", "현대 의약품은 나쁘고 한방약이 좋다", "민간 요법이 좋다"는 등의 의견이 자칫 대세를 접하고 있는 듯이 느껴진다.

그러나 정말 현대 의학이나 식생활은 나쁜 것일까?

현대인의 식생활, 체격, 평균 수명, 인구, 약, 의료, 위생 환경 등의 역사적 경과를 살펴보면, 분명히 옛날에 비해 많이 좋아졌다고 할 수 있는 것이 현실이다.

"유즈리하라 마을(일본 야마나시현 동부의 유명한 장수촌) 사람들의 식생활이 그럴 듯하니까 그것을 본받아야만 한다"는 이야기가 때때로 매스컴을 통해 보도된 적이 있다. 그러나 이와 같이 무턱대고 '장수촌의 식생활을 본받자'고 하는 것에는 어떤 함정이 있는지 한번 생각해 볼 필요가 있다.

우선 그들은 삼림욕의 영향 등으로 유해한 세균 따위는 전혀 없는 환경 속에서 생활하고 있다. 그리고 곡물과 채소 중심의 식생활을 하는데다 도시인과 같은 스트레스도 없다. 자연 그대로 살아가고 있는 전형적인 예로, 대부분은 여든 살 정도까지 장수한다. 게다가 그들의 평균 신장은 남자가 150cm, 여자가 140cm이며 성격도 온화하다.

그러나 그들은 경제 대국의 현대 사회 한가운데에서는 도저히 살아갈 수가 없다. 가령 대도시에서 생활할 경우, 소독된 수돗물을 마시기만 해도 발진이 생긴다.

요컨대 현대 사회 속에서 살아 나가기 위해서는 단순히 '장수촌의 식생활' 만을 본받는 것은 위험하다는 이야기이다.

한마디로 조식(粗食)에 치우칠 것이 아니라, 동물성 단백질 등도 적당히 섭취하고, 적당한 운동과 안정된 정신생활을 지속하는 것이 중요하다.

미국은 다른 선진국들과 마찬가지로 일찍이 초고영양(超高營養) 시대에 접어들었다. 이에 따른 암, 성인병의 다발(多發)이 의료 행정의 파탄을 초래할 수 있다는 우려에서, 상원 의회의 '영양과 인체의 요구량에 대한 특별 위원회'에서 그 대책을 마련하였다. 그 결과가 1977년에 발표된 유명한 '다이

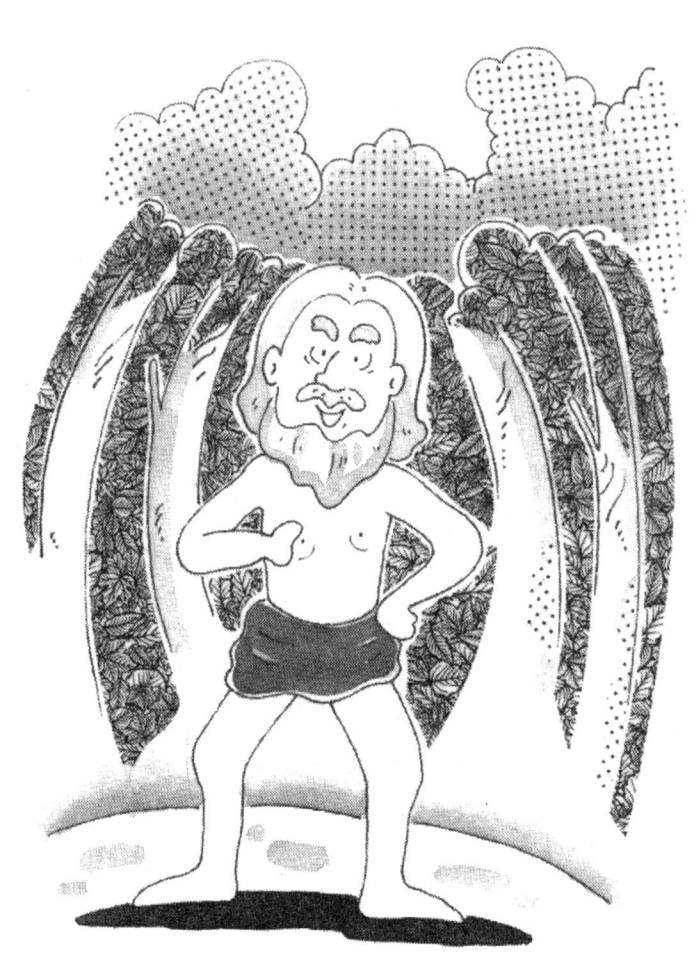

어트 골(diet goal:식사 개선 목표)' 이다.

'다이어트 골' 의 요지는 암, 성인병은 식생활에 기인하는 병이므로 그 예방과 치료를 위해서는 식생활의 개선밖에는 길이 없으며, 치료용 의약품이 따로 없다는 것이다. 그리고 그 속에서 특히 지방분의 과다한 섭취와 녹황색 야채의 부족 등이 지적되었다.

그런데 이것이 일부 국가에서는 오해를 유발하여, 고영양 식품은 물론이요, 이상적인 식품에 대해서조차도 공포를 느끼게 된 사람이 많아지게 된 것이다.

합리적인 미국인들은 조식에 치우침으로써 식생활을 퇴보시키기보다는 유익 성분을 많이 함유하고 있는 영양 보조 식품, 곧 건강식품의 활용에 주안점을 두게 되었다.

암, 성인병 예방에 효과 있는 기능성 식품 개발

암, 성인병이 많이 발생함으로 인해 구미에서는 건강식품의 수요가 급증하였다.

일본에서도 그 뒤를 쫓는 꼴로 기능성 식품이 건강식품, 곧 '제3의 의약품' 으로 널리 보급되었다. 후생성도 이 문제에 대응하여 위생국 식품 보건과에 신개발 식품 보건 대책실을 마련하고, 몸에 유효한 식품인 '기능성 식품' 의 제조 기준 등을 검토하는 '기능성 식품 간담회' 를 1988년 8월에 설치하면서 후생 백서에 이 기능성 식품의 의의를 설명하였다. 그리고 1991년 9월에는 '특정 보건 식품' 이라는 것의 범위가 정해지게 되었다.

 기능성 식품은 영양과 맛에 이은 제3의 기능을 지니며, 식품과 의약품을 합친 21세기의 식품이라 일컬어지고 있다. 우유나 콩, 해조류 등 몇 가지 식품에 바이오 기술이나 유전자 공학적인 조작 등을 가함으로써 소화기의 조절 작용이나 암, 성인병을 예방하는 효과가 있는 식품을 기능성 식품이라고 한다.(〈그림2〉〈표3〉참조)

 이러한 기능성 식품은 민간의 식품, 의약품 제조사 등에 의하여 이미 다수가 발견되어 있다. 이 책에서 소개하고 있는 '양진화 851'도 중국에서 양진화 교수가 일찍이 연구에 착수한 결과 개발한 전형적 기능 식품, 즉 바이오테크놀로지를 응용한 콩 발효 음료이다. 다른 기능성 식품과 다른 점이 있다면 '양진화 851'이 가지고 있는 탁월한 우수성이라 할 수 있다.

 기능성 식품의 '제3의 기능'이라는 것은 생체의 기능 조절 작용으로 집약되는데, 다음과 같은 다섯 가지 작용들이 있다.

 1. 면역 강화
 2. 노화 억제
 3. 질병 예방
 4. 질병 회복
 5. 체내 리듬 조절

〈그림 2〉 기능성 식품 등 새로운 식품 그룹의 자리매김

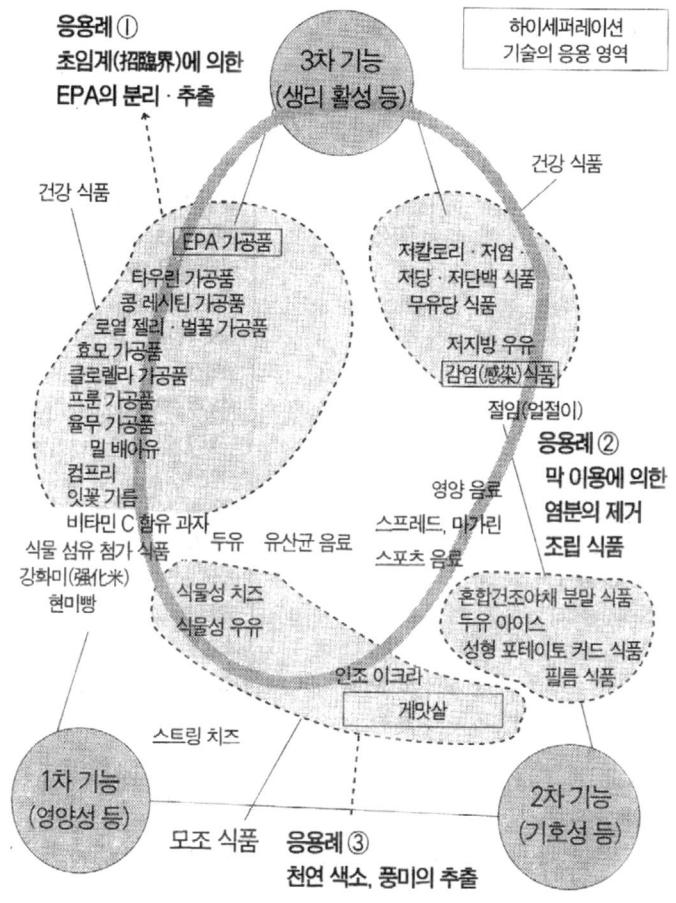

농수산성의 기능성 식품에 대한 사고 방식(《식품과 개발》, 1988. 1월.)

〈표 3〉 제1세대 기능성 식품 성분과 그 기능

성분	함유식품	기능
분리 콩 단백질	콩	콜레스테롤 저감화
클로렐라당 단백질	클로렐라	항종양
소이어레시틴	콩	콜레스테롤 저감화
식품 섬유	해초 등	콜레스테롤 저감화
β1,3-글루칸	표고버섯 등	면역 활성화
키틴	새우·게	면역 활성화
키토산	새우·게	콜레스테롤 저감화
프럭토올리고당	돼지감자	비피두스균 생육
갈락토올리고당	콩	비피두스균 생육
이소말올리고당	콘스타치	비피두스균 생육
리놀산	잇꽃 등	세포막 강화
α리놀렌산	차조기	항혈전
β리놀렌산	달맞이꽃	세포막 강화
에이코사펜타인산	정어리 등	항혈전
γ올리자놀	쌀	항산화
세사미놀	깨	항산화
에라그산	호두	항산화
소이어사포닌	콩	항균
진세노사이드	당근	항종양
루틴	메밀	혈관 강화
김네마산	김나미실베스터	항당뇨
토코페롤	콩 등	항산화
β카로틴	과채류	항산화
타우린	어개류	콜레스테롤 저감화
글루타치온	효모엑스	항산화
글리치르딘	감초	항바이러스
아스파르뎀		항충치
CPP	젖	칼슘 장관 흡수 촉진
락토펩티드	젖	우유 알레르기 저감화
LPP	젖	페닐케톤 요증(尿症) 상해 방지

〈그림3〉 제3의 기능을 가진 식품의 자리매김

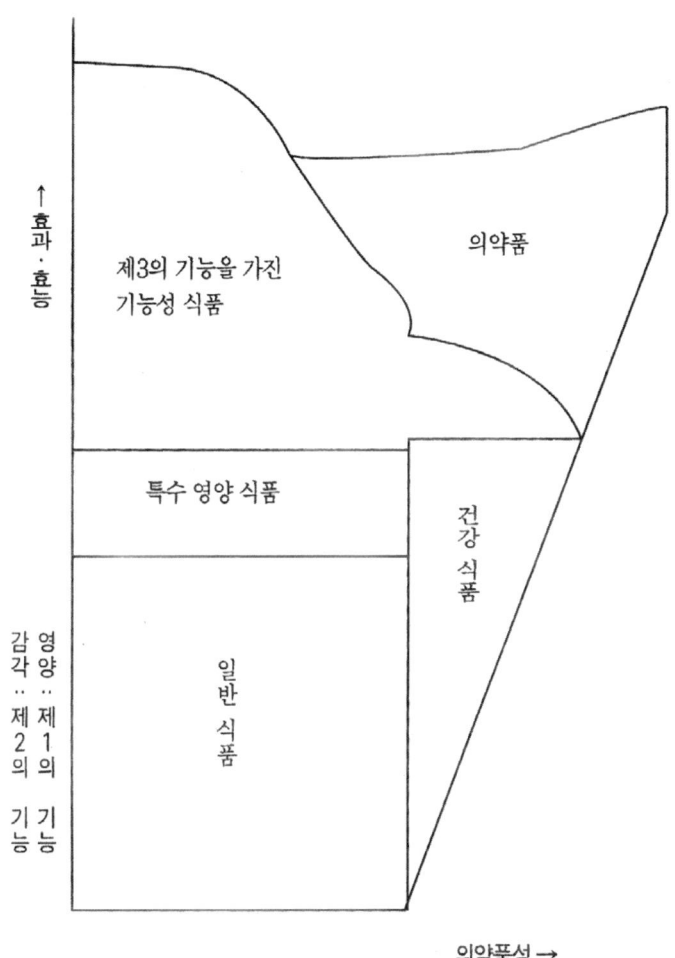

이것은 '양진화 851'을 개발한 양진화 교수의 개발 방침과 일치하는 것이다. 이러한 제3의 기능을 가진 식품들을 알기 쉽게 나타낸 것이 〈그림3〉이다.

음식이 병을 고친다

중국 의학 식양법에 의하면 식품은 어느 것이나 그 식품 나름의 성질이 있으며, 그러한 성질의 식품을 지속적으로 먹으면 사람은 그에 해당하는 체질·체위·체격·성질·성격으로 바뀐다고 기술되어 있다. 이것은 현대 영양학의 설명과 상통하는 바가 많다.

그러면 여기서 그와 같은 식품 성질에 대하여 필자 나름으로 정리해 보기로 한다.

▶양성계(陽性系)

① 보강형(補强型) 식품 - 보온형 식품과 겹치는 면도 있으나, 보온형 식품과 더불어 실열형(實熱型:강건형) 체질을 형성한다. 대부분의 육류(가장 강력함), 생선류, 갑각류, 연체류, 알, 감자류, 곡물류, 매운맛 식품, 유지류, 구근류, 근경류, 신맛 과실류 등이 이에 속한다.

② 보온형(補溫型) 식품 - 보온형 식품에 속하는 식품 가운데 특히 붉은 살코기, 비곗덩어리, 생선류(가장 강력함), 대부분의 강화 면류, 짙은 색깔의 야채류 등이 이에 속한다.

③ 건조형(乾燥型) 식품 - 보강형 식품과 보온형 식품 대부분이 이에 속한다. 이상의 식품을 주로 먹을 경우에는 강건형 체질이 된다. 강건형 체질은 체격적으로 살이 찌고 뼈가 굵으며 가슴이 탄탄하다. 성격적으로는 적극파로서 능동적, 발산적, 발양적(發揚的), 정력적이며, 경우에 따라서는 저돌적, 보강적(補强的)이다. 체위·체력은 증진되고, 정기(正氣:병에 대한 저항력)는 고양되며, 사기(邪氣: 병이 나게 하는 나쁜 기)에 대한 저항력은 강하지만, 반대로 사기의 정체가 일어나고, 배설 기능이 정체되는 경향을 띠게 된다. 암, 성인병에 걸릴 확률이 높다. 다음에 기술하는 허기형 식품, 한랭형 식품, 소산형 식품 등의 섭취가 부족할 때 나타난다.

▶음성계(陰性系)
④ 허기형(虛氣型) 식품 - 한랭형 식품과 겹치는 면도 있으나, 한랭형 식품과 더불어 허랭형(虛冷型: 허약형)체질을 형성한다. 대부분의 야채류, 해초류, 콩류, 단맛 과실류, 조개류 등이 이에 속한다.
⑤ 한랭형(寒冷型) 식품 - 허기형 식품 가운데 검은 색깔의 야채류 등인데 흰살 생선, 기름기 없는 고기, 생선류, 조개류 등도 이에 속하는 식품이다. 강건형 체질의 구미인들이 한랭형 식품인 생선초밥을 약용식(藥用食)처럼 느끼는 것이 좋은 예라 할 수 있다. 중도형 식품과도 서

로 관련이 있다.

⑥ 습윤형(濕潤型) 식품 - 허기형 식품과 한랭형 식품의 대부분이 이에 속한다. 이상의 식품을 주로 먹을 경우에는 허약형 체질이 된다. 이 체질은 체격적으로 호리호리하고 뼈가 가늘며, 가슴이 빈약하다. 성격적으로는 소극적, 수동적, 침체적이다. 결단성이 약하고 잘 흥분하지 않는 반면 성을 잘 내는 면이 있다. 체위·체력은 저하되고, 정기는 약하며, 사기에 대한 저항력이 약하다. 감염증, 알레르기, 빈혈, 저혈압, 냉증, 위장병 등의 질병에 걸릴 확률이 높다. 이 체질의 사람은 보강형 식품을 섭취하면 좋은 줄 알면서도 잘 먹지 않는다.

식품 성질에 대해서는 더 나아가서 ⑦상승형 식품 ⑧하강형 식품 ⑨소산형(消散型)식품 ⑩수렴형 식품 등으로 분류되어 있다. 이 가운데 특히 암, 성인병을 유발하는 사기(邪氣)를 소산시키는 식품을 말하는데, 야채나 해초류 등이 이에 속한다. 수렴형 식품은 소산형 식품의 반대이다.

이 밖에 중도형(中道型) 식품이라 해서 중성적 인간이나 중도파 정당과도 같은 뜻을 나타내는 식품이 있다. 예를 들면 소산형 식품과 수렴형 식품의 중간형으로서 도미, 대구, 뱅어, 붕어, 잉어 등과 같은 흰살 생선이 이에 속한다.

강건형 체질인 사람이 이 식품을 먹으면 보강형 식품과 보온형 식품에 의한 지나침이 중화된다. 허약형 체질인 사람이 먹으면 다음에 나오는 허약보강형 체질에 가까워진다.

또 한 가지 평형(平衡) 식품이라는 것이 있다. 이것은 주식인 쌀, 빵, 냉국수, 실국수 그리고 물과 같은 것으로 날마다 먹고 마시는 것들이 이에 속한다. 그렇다고 해서 얼마든지 먹고 마셔도 좋다는 것은 아니고, 쌀은 다른 부식과 반반 정도의 배합량이 알맞다.

체질에 대해서는 앞서 나온 강건형과 허약형이 전개된 것으로서, 실한형(實寒型: 강건피로형)과 허열형(虛熱型: 허약보강형)이 있다. 전문가에 따라서는 건조형과 습윤형을 조합하여 분류하는 경우도 있다.

강건피로형의 체질은 강건형 체질인 사람이 허기형이나 한랭형 식품을 많이 섭취하여 그렇게 된다기보다는 무질서한 식생활과 성행위, 과도한 유흥이나 업무, 운동 부족이나 운동 과잉, 스트레스 과잉 등이 원인이 되어 이루어진다. 앞서 기술한 지나친 조기 사망이나 질병에 시달리는 사람들은 거의 다 이 체질로 이행해 간다.

허약보강형의 체질은 허약형 체질인 사람이 보강형과 보온형 식품을 많이 섭취하고 운동을 열심히 한 결과 그렇게 변한다.

체격적으로는 물살이 찌고 뼈가 가늘며 성격적으로는 잠행파형(潛行派型)이며, 특히 당뇨병, 알레르기성 질환에 걸릴 확률이 높다. 다만 강건피로형 체질인 사람과 같은 불섭생이 겹치면 허약형으로 되돌아가거나, 강건 피로형과 유사한 질병에 걸리기도 한다.

아무튼 중국 의학 식양법은 이상과 같이 옛날부터 식품의 성질을 잘 파악하고 있었음을 알 수 있다.

중국에는 식품에 관하여 다음과 같은 갖가지 도움말이 있다.

- 음식은 목숨이므로 음식을 그르치면 병이 나고, 음식이 올바르면 병을 고친다. 그러므로 의술과 음식은 그 근원이 같다.('醫食同源論'에 의함) - 미국의 '다이어트 골'의 원점(原点).
- 오미(五味), 오종(五種), 오색(五色)의 배합식을 하는 것이 좋다('五行說'에 의함) - 일본의 영양학자들이 말하는 '여섯 개 그룹의 음식, 하루에 서른 가지 식품을 먹을 것'의 원점.
- 한 가지 식품의 전체를 다 먹기 - 육식 동물이 초식 동물의 위장 안에 있는 식물에서 그 내장과 털까지 다 먹듯이, 식품 전체를 다 먹는 것이 좋다. 무우도 잎사귀에서 뿌리까지 전부 먹고 쌀은 현미를 먹는 것이 좋다.
- 신토불이(身土不二) - 현대인들은 많은 종류의 식품을 먹고, 넓은 지역에서 나는 식품을 보충하며 영양을 충족시키지만, 옛날에는 사람이 살고 있는 그 지역의 산물을 먹는 것이 마땅하다는 내용.
- 제철 음식을 먹는다 - 철 따라 나는 야채나 생선 등을 제철에 먹는다.

· 이류보류설(以類補類說) - 같은 종류의 식품으로 기능을 보완한다. 간장이 나쁘면 짐승의 간을 먹고, 위장이 나쁘면 양(소의 밥통 고기)이나 곱창을 먹는다.

'양진화 851'에 관련된 식품 및 그 유익 성분의 식품 성질을 다시 한번 정리해 보면, 머리말에서 기술한 바와 같이 '양진화 851'의 식품 성질은 보강형 식품과 허기형 식품, 보온형 식품과 한랭형 식품, 건조형 식품과 습윤형 식품, 상승형 식품과 하강형 식품, 소산형 식품과 수렴형 식품에 있어서 모두 중성(中性)이 된다. 게다가 산성(散性)의 성질도 가지고 있다. 다시 말해서 '양진화 851'은 강건형, 강건피로형, 허약형, 허약보강형의 체질을 가리지 않고 두루 적합하며, 질병에 걸렸을 때에도 모든 경우에 알맞은 것이 된다. 나타나는 효과는 각 성분이 작용함으로써 앞의 〈그림1〉의 각 질환을 완화시켜 주는데, 이것은 임상 성적과도 상통하는 것이다. 이에 관해서는 뒤에서 상세히 설명한다.

제2장
'851균'이 건강을 회복시킨다.

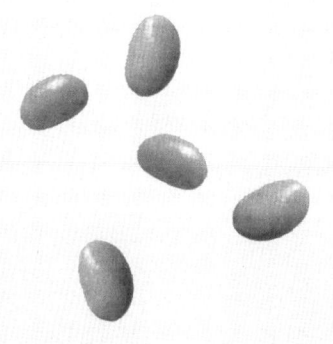

1. 기적의 치료 음료 '양진화 851'

'양진화 851'의 놀라운 암 치료 효과

851균을 발견한 양진화 교수는 콩 페이스트로 만든 두유(豆乳)를 이 균으로 처리한 바이오 음료 '양진화 851'을 완성하였다. 그리고 안전성과 실험적 유효성을 확인한 후 '한시바삐 이 음료가 사람들의 건강에 도움이 되도록 전 세계 사람들이 마시게 하고 싶다.'고 생각하였다.

그러기 위해서는 '양진화 851'의 생산 규모도 작은 것보다는 큰 편이 좋겠다고 생각하였다.

그녀의 연구 성과를 신뢰하는 몇몇 인사들의 자금 지원도 있고 해서, '양진화 851'의 생산을 위해 중국 내에 여섯 군데의 공장을 설립함으로써 2년 동안에 오백 통의 생산을 가능하게 하였다. 그리하여 '양진화 851'의 효과는 매스컴을 통해서가 아니라 입에서 입으로 서서히 전파되어 나갔다.

예를 들면 이런 일이 있었다.

72살의 여성이 혀에 조그만 뾰루지 같은 것이 난 것을 알게 되었는데, 그대로 내버려 두었다. 그런데 두세 달 후에 그 뾰루지는 갑자기 커지기 시작하더니 말을 할 수도 먹을 수도 없는 상태가 되었다. 병원에도 가보았지만 증세가 조금도 호전되지 않았다.

의사의 진단에 의하면 암이라는 것이었다.

그런데 우연히 '양진화 851'에 대한 소문을 듣고, 지푸라기라도 잡는 심정으로 그것을 구해 마시기 시작하였다. 보통 '양진화 851'은 250ml짜리 한 병을 나누어 마시는데, 이 여성은 병을 빨리 고치고 싶은 욕심에 하루에 네 병씩 마셨다.

놀랍게도 그 효과가 이틀째부터 나타났다. 혀의 부기가 가라앉는 동시에 식사도 할 수 있게 된 것이다. 그리고 그 이후로 암도 재발하지 않고 있다.

이와 같이 '양진화 851'의 치료 효과를 경험으로 알게 된 사람들에 의하여 '양진화 851'의 이름은 알려졌고 평가도 높아졌다.

"병 때문에 절망에 빠져 있다가 '양진화 851' 덕분에 목숨을 건졌다."

양진화 교수에게는 그런 편지가 하루에도 적게는 수십, 많을 때는 수백 통씩 날아왔다. 그 가운데에는 의사가 보낸 감사 편지, 권위 있는 대학 교수가 보낸 감사 편지도 있다.

선전(深川) 교육학원에서 유럽 문학사를 가르치는 주낙군(周樂群) 교수는 말기의 위암 환자였다.

병원에서 진찰한 결과, 암 세포가 림프와 담낭에도 전이되어 있었다. 주낙군 교수는 의사로부터 오래 살지 못할 것이라는 가망 없는 선고를 받았으나 수술을 결행하기로 했다.

수술 결과 암 세포가 담낭뿐만 아니라 비장과 췌장에까지 뻗쳐 있음이 발견되었다. 의사는 위와 림프를 크게 절제하였으나, 다른 부위의 암은 그대로 남긴 채 수술을 끝낼 수밖에 다른 도리가 없었다.

수술 후에 항암제를 그저 위안 삼아 복용하면서 환자는 다가오는 죽음을 기다리는 수밖에 없었다.

그런 때에 누군가 '양진화 851'을 추천하였다. 그것을 복용하기 시작한 지 일 주일, 하루가 다르게 체력이 회복되고 식욕도 생기기 시작하였다. 그리고 검사 결과 자기를 죽음에까지 몰고 갔던 암 세포가 축소되어 마침내 사라져버렸다는 것이다.

이와 같은 놀라운 치료 효과는 사람들에게 소문으로 퍼져 나갔고, '양진화 851'의 인지도는 높아져 갔다.

가격은 한 병에 30원(元), 한 달 평균 생활비가 100원인 중국의 일반 서민들에게는 비싼 금액이었지만, 평판이 높아서 현재에는 중국 인구의 10분의 1 이상의 사람들이 '양진화 851'을 알고 있다고 한다.

여러 민족이 12억 명이나 섞여 생활하고 있는 중국에서, 그리고 '의식동원(醫食同源:의술과 음식은 그 근원이 같음)'의 사고 방식이 뿌리 박고 있는 중국에서 이 정도의 평가를 얻게 되었다는 사실 자체가 '양진화 851'의 효과에 대한 증명이라 할 수 있을 것이다.

임상 데이터로도 입증된 '양진화 851'의 효과

소문이 소문을 불러 '양진화 851'의 인지도는 점점 높아져가고 있었다. '양진화 851' 병을 들고서 환자가 진찰을 받으러 오는가 하면, 대합실에서 차례를 기다리는 환자가 '양진화 851'을 마시는 것이 유행처럼 되어버렸다.

베이징(北京)에 있는 '307인민해방군' 병원에서는 '양진화 851'의 엄청난 평판 때문에 그에 대한 임상 데이터를 내지 않을 수 없게 되어, 800건의 환자에 대한 보고서를 제출하였다.

중국 인민해방군 병원의 외과 과장 겸 종양과 과장인 사정강(使井崗) 씨는 이렇게 말하고 있다.

"암 환자의 식욕 증진, 숙면 촉진, 통증 완화에다 빠른 체력 회복도 인정된다."

이 병원에서 사용하기 시작한 것은 '양진화 851'을 복용하고 싶어하는 환자들의 강한 요망이 있기 때문이기도 했지만 '양진화 851'을 사용해 본 의사들로부터 그 바람직한 반응을 알게 된 것이 계기가 되었다.

화학 요법에서 오는 부작용을 방지하기 위해서 환자들에게는 한방약도 투여하고 있지만 그보다는 '양진화 851'을 복용하고 있는 환자들 쪽이 부작용이 적다는 것을 인정하기 때문이다.

또 이것은 학회에서도 보고된 사실이지만, 사정강 과장이 '양진화 851'을 복용한 환자들의 그 이후의 상태를 조사해 본바, 면역 기능이 확실하게 증대되어 있다는 사실이 판명되었다. '양진화 851'이 암 예방에 효과가 있고, 항암 작용이 있다고 하는 이유 가운데 하나라 할 수 있다.

그 밖에 앞에서 기술한 바와 같이, '양진화 851'에는 부작용이 없다는 사실이 혈액 검사 결과 명백해졌다. 특히 '양진화 851'을 투여하기 전과 그 후의 간장 기능 검사에 주목을 하였으나 전혀 이상이 없었다. 이상은커녕 오히려 간장 기능의 수치가 좋아진 사례도 종종 볼 수 있었다고 한다.

중국 인민해방군 병원에서는 현재에도 여전히 임상 데이터를 내고 있는데 백혈병, 만성 신장염, 만성 간염, 요독증, 고혈압, 당뇨병, 류머티즘, 천식, 위궤양 등에도 두드러진 효과가 있다는 것으로 밝혀지고 있다.

부작용과 독성이 없는 혁신적인 음료

암뿐만 아니라 갖가지 만성 질환에도 효과를 나타내고 있는 '양진화 851'은 중국당국에서도 이미 엄중한 검사가 행해져서 부작용이나 독성이 전혀 없다는 것이 증명되었고, 정식으로 제조?판매 허가가 나와 있다.

여기서 주목할 만한 일은 갖가지 증상의 환자들로부터 '양진화 851'이 뛰어난 치료 효과가 있다는 소리가 들려 오고 있는데도 부작용을 호소하는 사례가 전혀 없었다는 점이다.

"보급하기 시작한 지 약 6년 정도 되었는데, 그 동안에 부작용을 호소한 경우는 없다"고 양진화 교수는 말하고 있다.

화학 요법은 부작용이 대단히 심해서, 제암제 등을 사용하면 암 세포뿐만 아니라 정상 세포까지도 죽여버리는 경우가 많다. 그 결과 암과 싸우기 위해 큰 역할을 하는 백혈구가 감소하는가 하면 빈혈, 설사, 만성 간염 등 이차적인 질병이 야기된다(전문가들 사이에서는 치명적 부작용이라 불리고 있다). 그 밖의 성인병도 암의 경우처럼 심하지는 않지만, 부작용이 있는 의약품을 남용하게 되면 그것이 치명적이 될 수도 있다. 암 치료의 경우와 마찬가지로 이와같은 예는 일본 후생성의 부작용 보고에서 자주 대두되고 있기도 하다.

그러나 '양진화 851'은 괄목할 만한 효과를 올리고 있는데도 불구하고 부작용이 없다.

그전부터 바이오테크놀로지를 이용하여 만든 천연 단백질류의 물질이 종전의 약물 요법의 상식을 뒤집을 것이라는 설이 제기되었다.

이와 같은 상황에 미루어 짐작해 보면, '양진화 851'은 마이너스성의 여러 가지 질병, 암이나 성인병 및 만성병에 없어서는 안 될, 부작용 없는 새로운 음료로서 점점 더 높은 평가를 받을 것이다.

신기한 작용을 하는 영양 음료

중국 공산당 기관지인 《인민일보》에서는 '양진화 851'을 다루면서 '신기한 작용의 영양 음료'라고 절찬하였다. 《인민일보》는 1987년 11월 29일자에서도 다음과 같이 보도하고 있다.

노쇠 예방에다 항암 작용 및 그 예방 효과도 있는 '슈퍼 영양액'의 생산 개시. ……일전, 중국 관리 과학 연구원의 천안고력(天安高力) 기술 연구부의 생물 공정 실험 센터에서 '양진화 851' 생산이 개시되었다. 이 세포 단백 영양액은 암 세포에 대하여 억제 작용의 효과가 있으며, 정상 세포에 대해서는 면역 작용을 증대시킨다. 이 영양액의 발명자는 푸젠농학원(福建農學院)의 교수인 양진화 선생인데, 선생은 또 천안고력 기술 연구부의 최고 고문이기도 하다. 선생은 1986년에 '국가적 대공헌을 한 과학기술 전문가'의 칭호를 받은 바 있다. 그리고 올 10월 36회 브뤼셀 세계 발명 박람회에서 금상을 수상하였으며, 그와 동시에 벨기에 국왕으로부터 1급 나이트 훈장까지 받았다.

이 무렵 중국에서는 '양진화 851'의 놀라운 치료 효과가 여론 등을 통해 널리 알려지면서 생산이 수요를 충족시키지 못해 암거래가 이루어져 한 병에 500원(元)이라는 값이 붙었을 정도였다. 500원이라면 중국의 일반 노동자들에게는 월급의 약 다섯 배나 되는 큰돈이다. 그러나 생명은 그 무엇과도 바꿀 수 없다는 사실 때문에 많은 사람들이 가격의 높고 낮음에 상관없이 '양진화 851'에 매달렸던 것이다.

'양진화 851'에 함유되어 있는 생명 인자

캘리포니아 대학 약물과학의 서디 교수는 다음과 같이 말한 바 있다.

"의학의 역사에 있어서 구체적 병인(病因)을 구명함으로써 특효 요법을 채용한 제2의 혁명이 있었다. 그리고 그 이후, 현재의 의학은 바이오 기술과 유전자 공학에서 탄생된 천연 단백질류에 의한 약물 요법의 근본적인 변혁기를 맞이하여 제3의 혁명기로 이행하였다."

'양진화 851' 이야말로 제3의 혁명기의 보람인 '천연 단백질류'로 간주되고 있는 것이다. 제3의 혁명이라 할 수 있는 것은 종래의 약물 요법에 있게 마련인 부작용이 없기 때문이다.

제암제는 암 세포를 죽이는 대신에 정상 세포까지도 죽일 위험성이 있다. 그래서 근본적인 치료가 될 수 없다. 그런데 '양진화 851'은 그러한 문제점을 간단히 극복하고 있다.

'양진화 851'에 함유되어 있는 생명 인자는 암 세포 등의 이상세포에 대하여 그 세포막을 뚫고 들어가서 그것을 죽이는 작용을 한다. 이것은 실험에 의해서도 실증되어 있다.

말하자면 '정상 세포에는 영양을 부여하면서 이상 세포를 공격하는' 작용을 한다는 것이다.

노화 방지 효과도 탁월한 '양진화 851'

중화의학회는 '양진화 851'의 감정회를 주최한 바 있다. 신중하고도 엄격한 감정과 평의의 결과 다음의 내용을 발표하였다.

1. 본품은 최신 바이오테크놀로지를 채용한 것으로, 제조 공정도 정연하고 실험 데이터도 신뢰할 수 있으며, 품질도 식품 위생상의 기준에 알맞다.
2. 본품은 천연 원료로 제조되었으며, 시험 결과 어떠한 부작용도 인지되지 않았다.
3. 본품은 영양이 풍부하여 인체에 필수적인 각종 아미노산과 비타민, 미량의 원소 및 당질을 함유하고 있으며, 의학 영양의 기본 원리에 합치되고, 중국 보건 식품의 특색을 지닌다. 새로운 타입의 과학 음료이다.
4. 본품은 나이의 많고 적음에 상관없는 새로운 타입의 보건 음료로서 면역 기능을 높이고, 인체의 내분비 시스템과 신경 기능을 조절할 수 있다. 많은 사람들에게 널리 이용되도록 할 만한 가치가 있는 물품이다.
5. 본품은 독자적인 장점을 지니고 있으며, 암에 대하여 현저한 완화 작용을 한다. 또한 그 밖의 위궤양, 요독증, 노인병, 이명(耳鳴) 및 작업이나 공부 후의 두통 증상 등을 단기간에 경감내지는 회복시킬 수가 있다.
6. 본품은 이미 베이징시 북경시(北京市)의 1988년 제1회

'성화(星火)계획'에 들어가 있으나, 더 나아가서 보건 작용과 특수 효과 등의 분야에서 완벽을 기하기 위해 계속적으로 보다 깊은 연구가 요망된다. 아울러 그 내용물의 모양, 빛깔, 냄새, 맛 등을 비롯하여 포장과 표시 등을 개선한 형태가 빨리 만들어지기를 바란다.

이미 베이징시 위생국의 허가도 받았고, 여러 대학의 부속 병원에서 임상 결과를 발표한 바 있다. 노화 방지나 암의 억제 등에 많은 효과가 있음을 인정받고 있는 '양진화 851'. 중화의학회가 발표한 이 감정 결과도 '양진화 851'의 신용도 및 효과에 대한 인식을 높이기 위한 증명의 하나라 할 것이다.

2. '851균' 이란 무엇인가?

최첨단 기술이 주목하는 박테리아

양진화 교수가 줄곧 찾고 있던 토양 속에 사는 박테리아, 그것이 851균이다.

현재 학술 분야에서 뿐만 아니라 세계 최첨단 산업계에서도 '새로운 박테리아의 발견'에 주목하고 있다. 바이오의 최대 우수 기업들 사이에서 일고 있는 개발 경쟁의 핵심이라 일컬어지기도 하는 것이다.

바이오테크놀로지 분야에서 새로이 발견되어 최대 우수기업들이 주목을 받은 인상 깊은 박테리아에 '아하3' 이라는 것이 있다. 이것은 천연의 함수호에서 자라는 '아파노티스 할로피티카' 라는 녹조식물의 일종에서 발견되었다.

염분이 10퍼센트인 진한 소금물 속에서도 번식하고, 섭씨 60~65도의 높은 수온에서도 견디는 특징이 있는 '아하3' 은 발견자뿐만 아니라 많은 바이오테크놀로지 학자들의 강력한

무기가 되었다. 사실인즉 '아하3'의 대량 생산에 성공한 영국 리버풀에 있는 P&S 바이오케미컬 사는 그 덕분에 해마다 4배씩 매출이 신장될 정도로 급성장하기도 하였다.

또 의료면에 있어서의 박테리아의 위력도 잊어서는 안 될 것이다.

디프테리아균과 같은 병원 미생물이 내는 독소를 불활성화하여 인체에 주사하는 톡소이드 백신, 독성을 약화시켜 배양한 미생물로 만드는 약독성(弱毒性) 생(生)백신.

'신체를 그 병원체에 익숙해지게 해놓음으로써 질병에 대한 저항력을 길러 둔다'는 목적으로 만들어진 백신 덕분에 우리는 무서운 질병의 마수로부터 헤어날 수도 있었다.

그러나 백신에는 여러 가지 문제점도 있었다.

백신 덕분에 질병을 고칠 수 있게 되었지만, 백신의 부작용으로 인하여 죽음에 이르거나, 혹은 심한 후유증에 시달리는 경우도 있다. 또 생백신의 경우 만의 하나 원래의 독성이 되살아나면 질병을 유행시키게 되는 사태도 생각할 수 있다.

질병의 예방만이 문제가 아니다. 사실 유럽에서는 생백신에 결함이 있었기 때문에 그 백신 주사를 맞은 가축들 사이에 구제염(口蹄炎)이 만연하였던 사례가 있었다.

박테리아에 집중되는 관심은 점점 높아져만 한다. 그러나 그것도 사용하기에 따라서는 갖가지 문제를 야기 시키기도 한다. 환경오염에 한몫을 하는 것으로 여겨지는 신종 박테리아도 있는가 하면, 바이오테크놀로지에 의하여 박테리아가

인류 파멸의 근원이 될 수도 있다는 설까지 나오고 있다.

그런데 851균은 어떨까? '양진화 851'은 물론 백신은 아니다.

그러나 양진화 교수가 밭에서 나는 고기인 콩 두유 속에서 851균을 배양했다는 사실에서도 그녀의 심원한 생각을 알 수 있다. 배양이란 식품이 지닌 제3의 기능을 이끌어내는 반응이요, 발효란 제2의 기능을 이끌어내는 반응이다.

발효 식품의 신비

우리는 매일 먹는 음식물에 대개의 경우 어떤 형태로든 가공을 하고 있다.

쌀은 뜸을 들여 밥을 짓고, 생선은 굽고, 나물은 데치고, 어떤 음식은 볶고……. 그 밖에도 삶고, 절이고, 무치고, 말리고 하는 등등 옛날부터 이어져 온 인간의 지혜가 갖가지 형태로 나타나 있다.

밭에서 거두어들인 것이나 바다에서 잡아 온 것을 그대로 먹기만 하는 것이 아니라, 먹는다는 목적 이외에도 여러 가지 일을 궁리해 냈다.

예컨대 말리거나 절이는 작업을 거침으로써 보존이 가능하게 되었다. 절이는 작업은 발효도 수반한다. 또 '삶는' 것으로 해서 몸속에서 소화·흡수가 좋아졌으며 '굽는' 것으로 해서 살균이 되었다. 그 외에 어떤 과정을 거치든 간에 식품은 맛이 좋아지는 것이다.

그와 같은 사람들의 식품에 대한 지혜와 경험의 산물에 '발효' 라는 재주가 있다.

'발효' 의 원리는 바이오테크놀로지가 세계 각국에서 주목을 받고 있는 현대에 와서 점차 재평가되기 시작하고 있다.

얼마 전 영국의 한 제조사에서 양조 기간이 세계에서 가장 짧은 간장을 발매한 것은 그 한가지 보기라 할 것이다. 발매 당시의 선전 문구는 다음과 같은 것이었다.

"일본 산 스카치위스키에 대한 스코틀랜드로부터의 보복입니다."

일본이나 한국의 발효 식품이라는 것은 박테리아를 무의식중에 활용하고 있는 고래로부터의 전통식품이다.

간장은 콩을 주원료로 하고 누룩곰팡이를 이용하여 발효시킨다. 맛을 내면서 미생물의 번식을 방지하기 위해 대량의 소금 및 효모균이 첨가된다. 마지막에는 유산균을 첨가하여 몇 달 동안에 걸쳐 천천히 숙성시킨다.

우리들 집에서 사서 쓰고 있는 간장은 살균 처리가 되어 있고, 염분도 진해 몇 달이라도 보존할 수 있다.

된장도 비슷한 공정을 거쳐서 생산되는데, 이러한 식품들은 '발효' 를 시킴으로써 콩에서 상상하는 것 이상의 풍미를 이끌어낸 것이라 할 수 있다.

또 낫토(納豆)는 '볏짚에 싸 두었던 콩이 발효되었기에 우연히 그것을 먹어 보았더니 맛이 좋았다' 는 것이 그 식품의 시초로 알려지고 있지만, 이것은 '발효에 의한 풍미' 이외에

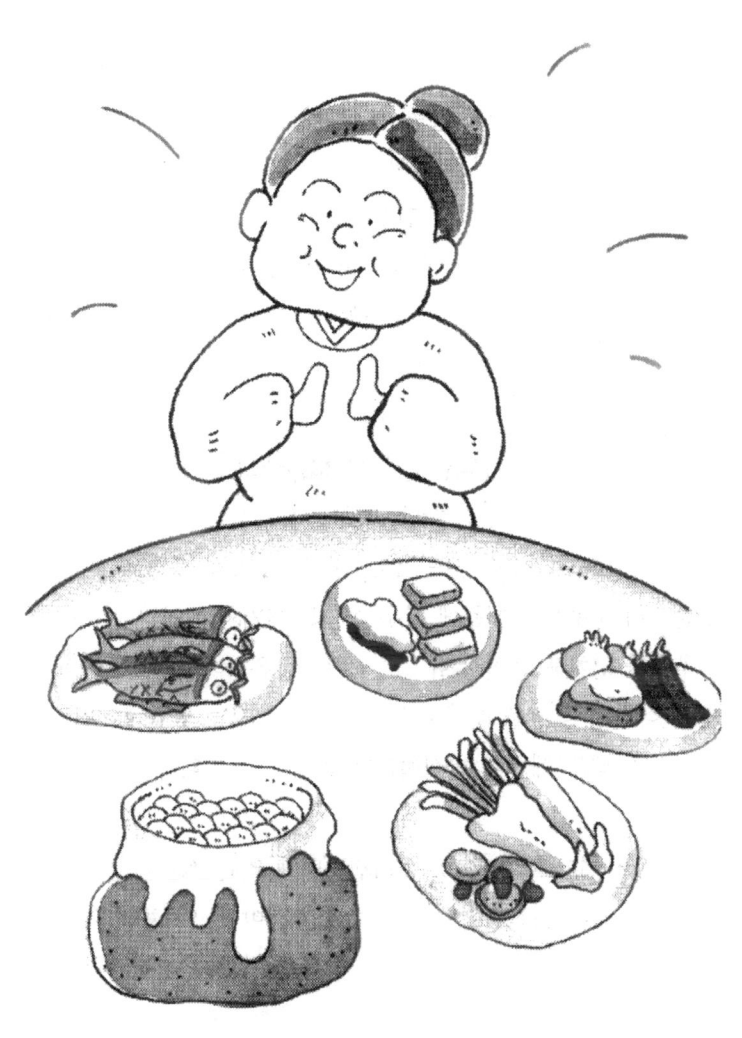

'이끌어져 나온 영양가'에도 주목할 만한다.

소화와 흡수가 잘되는 단백질, 지질(脂質), 비타민, 미네랄 등이 풍부할 뿐만 아니라 몸속에 들어가기 전에 이미 '낫토균'에 의하여 소화가 진행되고 있기 때문에 소화 효소와 함께 먹고 있는 셈이 되는 것이다.

그리고 장관(腸管)에 들어간 낫토균은 비타민 K를 생성하므로 내출혈에도 좋아서, 용혈성(溶血性) 약인 와퍼린의 작용을 중화시킬 정도로 강력하다.

단순한 '발효'로 콩에서 간장과 같은 맛, 된장과 같은 맛을 이끌어 내기도 하고, 낫토와 같은 영양가를 이끌어내기도 한다.

그러한 콩 두유에 851균을 배양함으로써 양진화 교수가 발견해 낸 것은 과연 무엇일까?

'851균'은 인체에 유익한 산물을 생성한다.

간장과 된장(중국에서 전래), 청주, 세계적으로 유명한 맥주, 위스키, 포도주, 치즈, 요구르트, 빵 등등 발효 식품은 풍미와 보존성이 좋기 때문에 매우 소중히 여겨지고 있다.

우유를 방치해 두면 우유 그 자체에 함유되어 있는 박테리아가 번식하여 젖당을 젖산으로 바꾼다. 이 젖산 발효에 의하여 병원체가 되는 세균이 번식하기 어려운 요구르트가 생기는 것이다.

또 인도에는 고영양으로 알려진 '템페'라는 식품이 있는데, 이것은 콩을 거미집곰팡이로 발효시킨 것이다. 약 40퍼센트가 단백질인 데다 비타민 를 많이 함유하고 있다. 템페의 영양가는 거미집곰팡이와 발효가 빚어낸 산물이다.

앞으로 이 발효·배양의 오묘한 이치를 학술적으로 구명해 나가면 틀림없이 더 좋은 식품이 나오게 될 것이다.

그 가능성을 확대하려 하고 있는 기업이 세계 각지에서 기세를 올리고 있다.

발효·배양의 방면에서 경험과 지식의 축적량이 세계 제일이라 할 수 있는 일본에서의 움직임도 두드러지고 있다. 원래는 청주나 간장을 만들고 있던 기업이 그 발효·배양 기술을 살려서 의약품 개발에 진출한 사례도 적지 않다.

'양진화 851'이 중국에서 평판이 높아진 이후, 이에 주목한 일본의 주조(酒造) 및 의약품 우수 메이커들로부터 '851균의 메커니즘을 알고 싶다', '원재료의 일부로 사용하고 싶다', '화장품에도 써보고 싶다', '공동 개발을 하고 싶다'는 등의 제의가 적잖이 나왔던 것은 말할 나위도 없다.

배양하는 과정에서 851균이 어떤 역할을 수행하고 있는지에 대해서도 설명해 두기로 한다.

'양진화 851'은 콩을 주원료로 하고 851균을 이용하여 제조되고 있다. 다시 말해서 두유 속에서 851균을 배양하고 있는 것인데, 이때 균은 두유의 영양 성분을 소화하여 자신의 번식에 사용한다.

그러므로 851균에 의하여 콩 단백질은 균체 단백질로 전환되는 것이다.

그와 동시에 851균은 성장 과정에서 '인체에 유익한' 대사 산물(代謝産物)을 생성한다.

851균이 생성하는 '인체에 유익한' 대사 산물이란 여러 종류의 아미노산, 핵산, 미네랄(셀레늄, 아연, 철, 칼슘 등), 비타민(E, B_2, B_3, B_6)등이다. (〈표4〉 참조)

중국 위생부 심사위원회의 엄격한 심사를 통과한 생산 공정을 간단히 정리해 보면 다음과 같다.

851균
↓
유리제 흔들병(콩 페이스트로 만든 두유)
↓ (24시간 후)
종자 캔(두유)
↓ (24시간 후)
생산 캔(두유)
↓ (48시간 후)
소독
↓
'양진화 851'

'양진화 851'은 안전한 의약 건강 음료이다

일본이나 구미 제국에 있어서의 의약품의 신청·승인·허가제도는 매우 엄격해서 실용화에 이르기까지에는 갖가지 이화학 시험·전임상 약리 시험·임상 시험 등을 반드시 거치게 되어 있다.

기능성 식품(건강 식품)의 경우에도, 의약품과 같이 철저하지는 않다 하더라도 반드시 검증을 받게 되어 있다.

'양진화 851'에 관해서는 한마디로 '독성 시험의 결과 전적으로 안전'하지만, 여기서는 구체적인 데이터를 소개해 둔다.

중국 위생부 식품 감독검역소에 제출된 전임상 약리 시험의 데이터는 다음과 같이 되어 있다.

① 급성 독성 시험: 생쥐에 대한 경구 투여·Horn씨법-50퍼센트 치사량(시험에 쓰인 생쥐의 반수가 사망하는 양)은 '양진화 851' 원액에서 10ml/kg 이상이었으므로 분류 기준상 무독 물질이다. 이것을 일본 식품 분석 센터에서 추가 시험을 했던 바, 이 값의 약 다섯 배인 50ml ≒ 50g/kg 이상이었다. 또 투여된 생쥐에게는 나쁜 증상이 발생하지 않았으며, 투여 2주일 후까지 먹이 먹는 방식이나 체중 증가에 변화가 없고, 2주일 후의 해부 소견에서도 이상은 인지되지 않았다.

② 축적성(蓄積性) 시험: 생쥐, 축적 계수—K값이 75이므로 축적성은 없다.

③ AMES 시험 : TA98, TA100 균주(菌株), 변이원성(變異原性) 시험 삼입법(滲入法)-4변락수(變落數)는 가성(假性)의 양성을 나타내지만, 변이 원성이 있다고는 할 수 없다(함유 히스티딘은 0.0668mg/ml로 결함형(缺陷型)돌연변이주).

④ 미핵(微核) 시험 : 생쥐 경구 투여・기다염홍(嗜多染紅) 미핵 시험-암컷과 수컷 모두 미핵 발생률에 명백한 영향은 인지되지 않았다.

⑤ 정자(精子) 기형 시험 : 생쥐 경구 투여, ①의 급성 독성 시험에서 측정한 10ml/kg까지 투여해도 기형률의 증가는 인지되지 않았다.

이상과 같은 시험 결과는 '양진화 851' 이 얼마나 안전성이 높은 건강 음료인가를 증명하고 있다.

그 이후에 장기 투여의 영향을 조사하는 아급성, 만성 독성 시험도 행하여졌는데 안전하다는 것이 입증되었다.

3. 놀라운 위력을 발휘하는 콩

밭에서 나는 고기, 콩

콩으로 할 것인가, 옥수수로 할 것인가, 녹말로 할 것인가……

'양진화 851' 개발에 즈음하여 양진화 교수는 주원료를 무엇으로 할 것인가로 고민하였다.

중국에서도 콩이 '밭에서 나는 고기' 라는 견해는 마찬가지여서 최종적으로 이것으로 결정했는데, 결과적으로 851균은 콩으로부터 '밭에서 나는 고기' 이상의 것을 이끌어내었다.

그러면 여기서 콩에 대한 설명을 약간 해두기로 한다.

콩의 원산지는 중국 동북부에서 시베리아에 걸친 지역으로 알려져 있다.

콩은 다른 콩과의 작물과 마찬가지로 뿌리혹박테리아가 기생하기 때문에 어떤 황무지나 척박한 땅에서도 자란다.

식물성 단백질과 지질(脂質)이 풍부하고, 영양가가 높은 식품인 콩은 영양학적으로 규명되지 않았던 옛날부터 '콩을 먹으면 체력이 붙는다' 하여 경험적으로 그 높은 영양가가 알려져 왔다.

원산지인 중국의 콩 재배 역사는 매우 오래 되어서, 2600년 전의 기록도 남아 있다. 실제로는 4000년 전에 재배되고 있었는지도 모른다는 설까지 있다.

중국 '본초학(약물학)'의 바탕이 된《신농본초경(神農本草經)》에도 그 약효가 적혀 있다.

콩의 약효를 중국 사람들은 어떻게 파악하고 있을까? 주로 약용으로 이용되고 있는 노란콩의 효능에 대해 알아본다.

앞에서 콩의 식품 성질에 대해 기술한 바 있지만,《중약(中藥)대사전》에 의하면, 약물로서 콩의 약성은 평(平)이며 맛은 달다고 되어 있다. 약성이 평이란 것은 몸을 따뜻하게 하지도 않고 차갑게 하지도 않는다는 뜻이다.

약효는 건비(建碑)·난중(暖中)·윤조(潤燥)·제습(除濕)의 효능이 있으며 '뱃성이나 설사, 배가 땡땡하고 수척해지는 증세, 임신 중독, 창옹종독(瘡癰腫毒·부스럼), 외상 출혈 등을 치유하는 데에 이용되었음을 알려 주고 있다.

곧 소화기관의 기능을 조절하여 소화 불량을 치료하거나, 임신 중독증의 치료에 이용했던 것이다.

창옹종독이란 몸의 안팎에 생기는 부스럼을 말하는데, 바깥의 상처를 고치는 것으로 몸 속의 상처(궤양)도 고칠 수 있

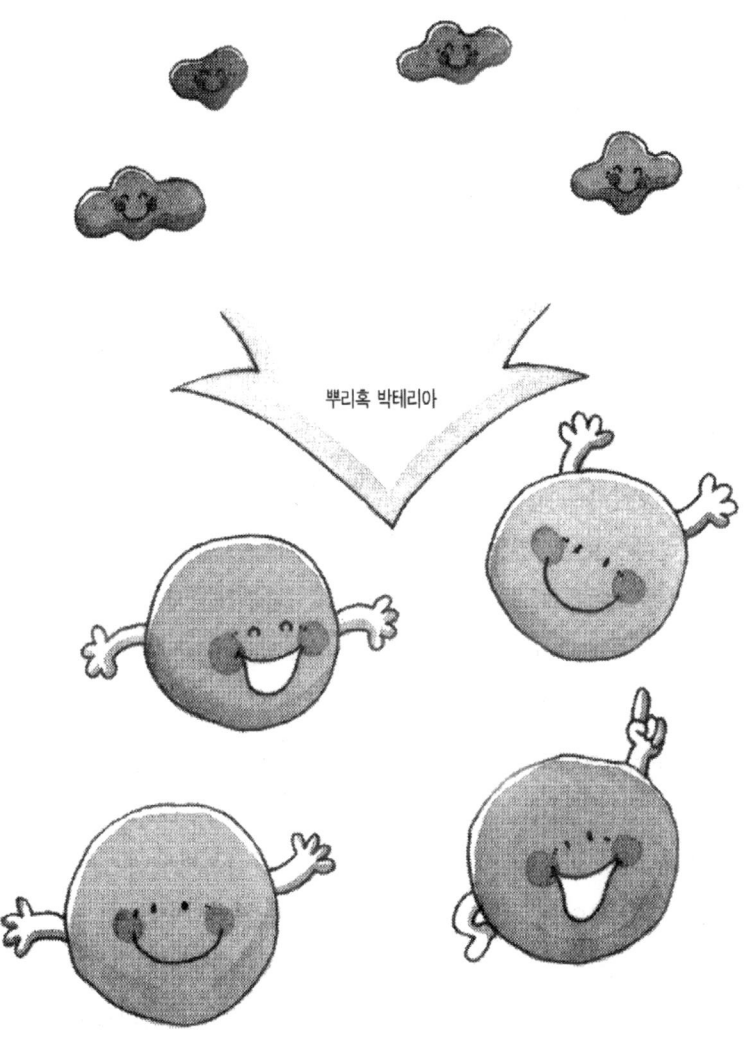

다고 생각한 대목은 매우 흥미로운 부분이다.

한편 검은콩에 대해서는 노란콩과 마찬가지로 약성은 평(平)이며 맛은 달다고 하였다.

그 작용과 약효는 활혈(活血)·제습·거풍(擧風)·해독의 효능이 있으며 '수종팽만(몸이 부어 오르는 증세), 풍독 각기(바람을 쐬면 다리에 통증이 생기는 증세), 활달부종, 풍비(風痺:신경통)에 의한 근육 경련, 산후의 감염으로 인한 파상풍의 경직·경련, 구금, 창옹종독을 고치며, 약의 독성을 풀어 없앤다'고 되어 있다. 또 '수창(水脹:신장병으로 인하여 몸이 붓는 증세)을 가라앉히고, 위중열비(胃中熱痺:위에 열이 있고 트릿한 증세), 상중임로(傷中淋露:상처에서 이슬 같은 것이 나오는 증세)를 제거하며 피를 내린다(묵은 피를 내려서 피를 깨끗이 한다)'고도 하였다.

이와 같은 약용 식품으로서의 효과는 현대의 영양학이나 약물학에서는 인지되지 않지만, 현재까지 판명된 콩의 각 기능성 성분, 나아가서는 아직 알려지지 않은 것들의 작용으로 미루어 생각하면 덮어놓고 부정할 수는 없다.

콩은 저영양 시대의 단백원

콩의 영양가로서 첫 번째로 꼽을 수 있는 것은 단백질이다.

단백질은 영어로 프로테인(protein)이라 하는데, 이 어원은 '프로테 에디오스(Prote edios)'라는 그리이스어로, '프로테(Prote)=첫째의' '에디오스(edios)=~와 같은, 가장 필요한 것'

이라는 의미이다.

우리 인간의 몸은 대부분이 단백질로 된 세포들이 모여서 이루어져 있다. 몸에서 수분을 제거하여 가루로 만들었을 경우, 그 3분의 1 이상이 단백질(곧 '가장 필요한 것')임에는 틀림이 없다.

단백질은 음식물에서 섭취되면 소화기관 안에서 소화된 다음 아미노산이라는 단위 물질로 분해되어 흡수된다.

아미노산 종류로는 약 30종이 있는데, 30종 가운데 대다수는 몸속에서 합성할 수 있다.

그러나 아무래도 합성할 수가 없는 아미노산이 8종류가 있다. 이 8종류는 단백원인 음식물을 섭취함으로써 몸속에 영양분을 공급해 주어야만 하는 것이다. 이것을 필수 아미노산이라 부르고 있다.

이 필수 아미노산을 섭취할 수 있다는 사실만으로도 콩의 아미노산 조성(組成)은 다른 모든 식품과 비교해 매우 이상적이다.

그러나 콩 단백에도 한 가지 결점이 있다. 소화 흡수가 나쁘다는 점이다.

그 사실을 경험으로 알고 있었던 옛날 사람들은 콩을 가공하여 두부로 만듦으로써 소화가 잘되게 하기도 하고, 된장이나 간장처럼 콩을 발효시킴으로써 아미노산의 흡수가 잘 이루어지게 했다. 물론 아미노산의 맛도 활용하고 있다.

또 일본인들은 오랫동안 식물성 식품을 섭취해 왔기 때문에 곡채식형(穀菜食型)의 소화 기관이 되어 있다는 사실도 잊어서는 안 된다. 물론 식생활이 구미화로 서서히 변해가고 있다는 것도 염두에 두어야 겠지만……

일본인의 장이 구미인에 비하여 40cm정도 길다는 것은 자주 언급되어 온 사실이다. 이것은 소화 흡수가 나쁜 콩에서도 어느 정도 영양을 흡수하는 데 기능적이라고 할 수가 있겠다.

하네다 전 농수산부 장관은 전에 갖가지 경제 전쟁의 일환으로 공격을 받자, 일본에서 미국 쇠고기의 수입이 급속히 늘지 않는 이유로, "일본인은 체질적으로 장이 긴 곡채식형이기 때문에 고기는 많이 먹지 못한다" 하고 해명한 바 있다.

일본인이 이상식(理想食:현재의 고영양식)에서 초고영양식인 구미형의 식생활로 완전히 이행하지 못하고, 청소년의 체위나 체격의 향상이 정지된 이유도 이러한 데에 있는지 모른다. 그에 반해 중국이나 한국의 스포츠맨들은 식생활의 구미화라기보다는, 앞서 기술한 강건형의 식품을 섭취하기 쉽고, 체질적으로 구미형에 가깝게 되어 있기 때문에 국제 스포츠계로의 진출이 두드러지게 눈에 띄는 것이 아닐까 하는 생각이 든다.

제3장
기적을 일으키는 '양진화 851'의 탄생

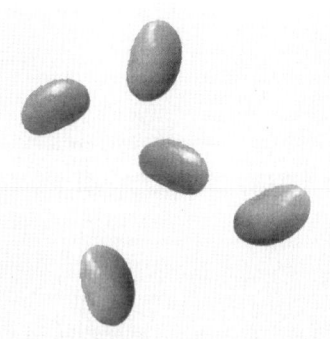

1. 생명의 신비로 탄생한 '양진화 851'

'양진화 851'의 기본은 음양의 조화

지금까지는 우리가 오늘날의 암, 성인병 시대를 건강하게 살아 나가기 위하여 기본적으로 알아 두어야 할 것들을 이야기 해 왔다. 이제 본론으로 들어가자.

동양 의학 발상지인 중국에서 높은 평가를 얻고 있는 '양진화 851'에 대해서이다.

이 '양진화 851'의 주요 성분과 작용, 그리고 구체적으로 어디에서, 누구에게, 어떠한 평가를 얻고 있는가에 대해서는 이후에 기술하기로 하고, 이 장에서는 발명 개발자인 양진화 교수에 대한 이야기를 하기로 한다.

양진화 교수의 갖가지 연구 실적, 나아가서는 연구를 떠나 그녀의 인물상 등을 알아보기 위한 것이다.

연구가, 발명가라 하면 자칫 그 연구 실적만이 평가되기 쉽다. 그것은 당연한 일이기도 하지만, 어떤 의미에서는 위험한 일이다.

왜냐하면 최첨단의 연구라는 것이 모두 인간에게 유익한 방향으로만 나아간다고는 할 수 없기 때문이다. 바이오테크놀로지 분야에 있어서도 그렇다. 대부분의 바이오테크놀로지 학자들은 인간에게 유익한 것을 만들어내기 위한 노력을 거듭하고 있지만, 다른 한편에서는 그 기술을 해로운(예컨대 신병기 개발 등) 것을 위해 이용하는 경우도 있는 것이다.

그래서 무엇보다도 중시하는 것이 연구자의 생각이다.

그렇기 때문에 무엇을 생각하고, 무엇을 위해 만들어내려 하는가? 지금까지 무슨 연구에 심혈을 기울여 왔는가? 하는 것들을 살펴보는 것이 중요하지 않을 수 없다.

그런 의미에서 양진화 교수에 대한 이야기를 하려는 것이다.

그녀는 대학 시절 친구의 어머니가 식도암에 걸린 것을 옆에서 지켜보면서 암의 무서움에 직면하였다. 그녀가 전공하고 있는 '토양생물학'을 선택한 것도 바로 그 무렵이었다.

그녀와 사이가 좋았던 친구는 어머니의 병 때문인지 주위 사람들과 이야기도 잘하지 않았다. 어느 날 친구와 함께 문병을 갔을 때, 너무나 처참한 광경을 목격하고는 몸서리를 쳤다.

암으로 신음하고 있는 친구의 어머니는 자기 딸을 눈앞에 두고도 아무런 반응도 나타내지 못했다.

갑자기 몸부림치며 괴로워하기 시작한 어머니를 보고, 그

딸은 어떻게든 간호를 하려 하였으나, 딸의 팔에는 다만 그 어머니의 손톱이 파고들 뿐이었다.

악몽과도 같은 이 끔찍한 광경을 양진화 교수는 한동안 잊을 수가 없었다.

어린 시절 퀴리 부인의 전기를 탐독하면서 자신의 장래를 그려 보았다는 양진화 교수, 그녀에게 '암의 고통'과 친구 어머니의 죽음이라는 비통한 광경은 어떤 영향을 미쳤을까?

결과적으로 양진화 교수가 선택한 토양생물학에서 '양진화 851'은 탄생하였다. 이 '양진화 851'이 화학 요법이나 동양 의학으로도 낫지 않는 암, 성인병 등으로 신음하는 수많은 환자들의 생명을 구원하고 있는 것이다.

그녀의 말에 의하면 '양진화 851'을 만들게 된 계기가 된 것은 십 수 년 전에 상하이(上海)에서 본 〈생사박문(生死博聞)〉이라는 영화라고도 한다.

젊은이의 피를 몸속에 넣음으로써 늙은이가 노화를 방지하려는 내용이었는데, 이것을 보고서 그녀는 생각하였다.

'어떻게든 암, 성인병을 치료할 수 있는 물질, 그리고 불로장수를 위한 물질을 내 전공인 바이오로 만들어내고 싶다.'

십 수 년에 이르는 연구……, 아니 그 이상으로 그녀가 지향해 왔던 것이 '양진화 851'이라는 형태로 구체화되어서 지금 여러 가지 병에 효과를 나타내고 있는 것이다. 양진화 교수는 친구 어머니가 걸린 암으로 보게 되었던 악몽을 단순한 악몽으로 그치게 하지 않았던 것이다.

당시 모택동(毛澤東)의 주도 아래 시작된 문화대혁명의 폭풍은 그녀의 몸에도 거세게 불어 닥쳤다. 그녀가 스무 살 안팎의 꽃다운 처녀였을 무렵 교사들, 친구들과 함께 어두컴컴한 방 안에 감금되다시피 갇혀버린 것이다. 까닭도 없이 홍위병에게 걷어 채여 실신한 적도 있었다.

그녀가 존경하던 아름다운 여교사가 육체적인 수모를 당하고 자살해 버렸을 때는, 그녀도 죽음의 유혹에 사로잡히기도 하였다.

그런 절망적인 생각에 빠졌던 그녀를 구원한 것은 무엇이었을까? 그것은 동양 의학의 사상이었다.

'지식인들은 재교육을 받으라'고 하는 슬로건 아래, 양진화 교수는 감금이나 다름없는 생활에서 푸젠성(福建省) 북부에 있는 어느 목장으로 파견되어 돼지 사육장의 작업부가 되었다. 지식욕이 왕성하고 연구열이 대단한 그녀에게 이토록 가혹한 처지는 없었을 것이다. 돼지나 소의 뒷바라지를 하는 작업의 고달픔에 더하여, 그곳은 지식이나 연구의 세계와는 동떨어진 장소였으니까.

그런데 그 목장에서 그녀와 같은 처지에 놓인 한 여의사와 만나게 됨으로써 양진화는 동양 의학의 심오한 깊이를 알게 되었던 것이다.

양진화 교수는 매일 같이 그 여의사를 찾아가서 침구(鍼灸), 약양법(藥養法:진맥 등에 의한 투약), 식양법 등에 대해 공부하기 시작하였다. 그것 이외에는 새로운 지식을 얻을 수 있

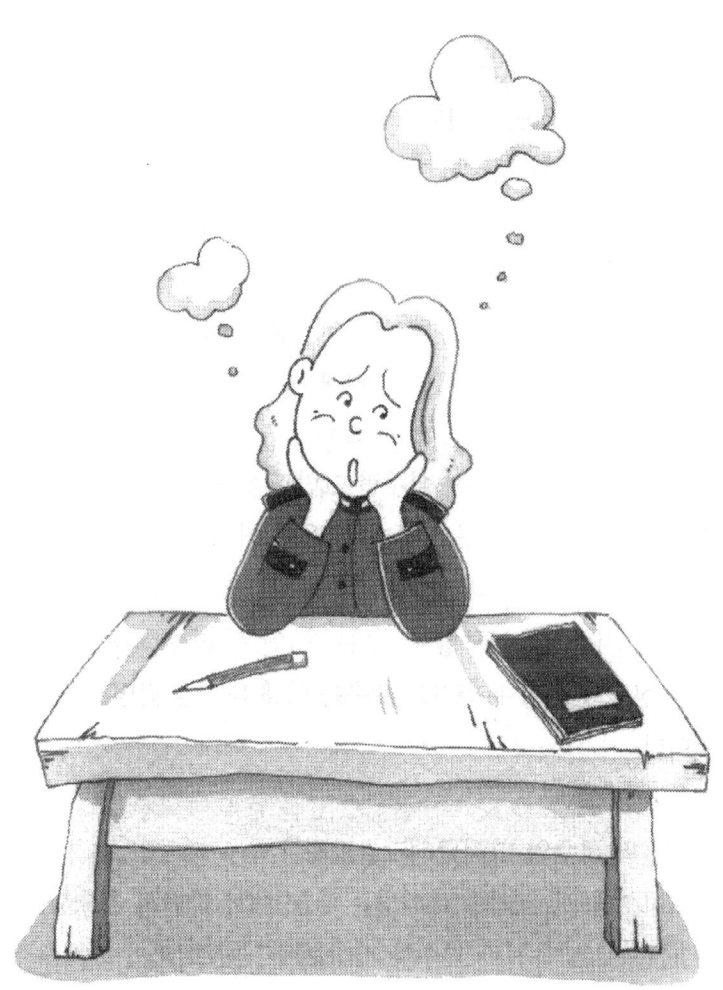

는 곳이라고는 없었기 때문에, 그녀는 놀라울 만큼 빨리 동양 의학을 배워 익히는 동시에 그 심오함에 깊은 감명을 받았다.

그러한 그녀가 말하는 동양 의학의 좋은 점 가운데 하나는 '음과 양의 조화'라는 것이었다. 동양 의학에는 신체의 음양의 조화를 조절함으로써 전신의 조화를 도모하려는 생각이 기본으로 깔려 있다. 음과 양을 절대적으로 분리하여 생각하는 것이 아니고, 어디까지나 상대적인 조화를 중시한다.

양진화 교수는 자신이 절망에 빠져 죽음을 생각했던 것은 '기(氣)'가 음이 되었기 때문이라는 것을 깨달았다. 거기에서 빠져 나와 다시 학문에 대한 의욕이 생기게 된 것은 기가 양이 되었기 때문이고……

그러나 양이 지나쳐서 아무런 고민도 하지 않는 채 홍위병에 빌붙어 있기만 하는 것도 문제다. 음이 어느 정도 있었기에 그것이 용수철이 되어 괴로움을 견뎌낼 수 있었던 것이다.

'음이 지나쳐도, 또 양이 지나쳐도 안 된다'고 하는 동양 의학의 심오한 사상에 양진화 교수는 이때 다시금 감명을 받았던 것이다.

양진화 교수와 바이오테크놀로지

바이오테크놀로지에 대해서는 제2장에서 간단히 기술하였지만, 여기서는 양진화 교수와 바이오테크놀로지와의 관계에 대해 이야기하기로 한다.

바이오테크놀로지는 최첨단 기술로서 컴퓨터와 더불어 그 연구 개발 상황이 세계적으로 주목받고 있다. 특히 의료면에서는 현대 의학으로도 치료되지 않는 암, 성인병에도 큰 효과를 나타내는 것으로 그에 대한 기대 또한 크다.

그러한 바이오테크놀로지의 연구는 양진화 교수에게 있어서 필생의 사업과 같은 것이라 할 수 있다.

그녀가 생물의 신비로움에 사로잡히게 된 첫 계기는 중학교 졸업 직전에 겪었던 폐결핵에의 감염이었다.

당시 폐결핵 때문에 결석하는 날이 많았던 그녀는 학교를 계속 다닐 수 있을지조차 알 수 없는 상황이었다. 결핵의 특효약인 스트렙토마이신 등을 계속 사용한 결과 그럭저럭 결핵균이 박멸됨으로써 졸업할 수 있는 가능성은 보였지만, 약의 사용이 지나쳤던 탓인지 현기증과 이명, 불면증 등의 부작용에 시달려야 했다.

중학교를 무사히 졸업하고 진학하기는 했으나 몸의 컨디션은 신통치 않았다. 그래서 그녀는 병을 자신의 힘으로 고치겠다고 결심하였다. 부작용이 큰 약을 삼가고, 갖가지 한방약을 먹기 시작하였다.

들쥐가 좋다는 말을 듣고 그것을 먹기도 했다.

그러는 사이에 몸이 눈에 띄게 회복되어 갔다. 아무것도 아닌 것 같은 식물이나 동물이 지닌, 질병을 고치는 신비로운 힘……. 그녀는 자신의 몸이 좋아져 감에 따라 생물이라는 것의 신비로움에 놀라고, 흥미를 갖게 되었다.

토양에서 보는 생명의 신비

양진화 교수는 참으로 자연스러운 흐름에 따라 의학과 생물학에 흥미를 갖기 시작하였다.

대학 진학 시기가 다가왔을 때에는 '의학이냐 농업이냐'를 두고 꽤나 고민을 하였고, 농업을 선택하려고 한 시기도 있었다.

당시의 중국은 조금이라도 기상 이변이 있으면 굶어 죽는 사람이 나올 정도로 농민의 생활 수준이 낮았다. 그러므로 거국적으로 농촌 진흥에 힘을 기울이고 있었다. 엘리트가 가난한 농촌으로 투신하는 것이 미담으로 칭송되기도 해서, 책임감 있는 많은 젊은이들이 그것을 본받아 농촌에 힘이 되려는 생각들을 하고 있었다. 양진화 교수도 그런 사람 가운데 한 사람이었다.

그러나 그녀는 은사나 주위 사람들로부터 "너같이 허약한 몸으로는 농촌에 가봤자 도움이 되지 않는다. 대학에 가서 농업에 관한 공부를 하는 편이 훨씬 보람 있는 일이다"라는 따뜻한 충고를 받았다.

아닌 게 아니라 결코 튼튼하다고는 할 수 없는 몸으로 농촌에 투신해 봤자 틀림없이 자신의 생활조차도 어려울 것이었다. 결국 그녀는 푸저우(福州)에 있는 푸젠(福建) 농학원을 지망하였다. 몸은 약하지만 머리가 좋은 것으로는 누구에게도 뒤지지 않는다는 것을 보여 주기라도 하듯이 수석으로 합격하였다.

그녀가 택한 전공은 토양화학이었다.

'내 몸으로는 농업을 할 수 없다. 그러나 농업 기술에 공헌할 수는 있다'고 하는 생각에서 선택한 것이었다.

그녀의 병을 고쳐 준 갖가지 식물이 자라는 것은 흙이 있기 때문이고 식물에 갖가지 약효가 있는 것은 토양에 그만큼의 비밀이 틀림없이 숨겨져 있을 것이라고 생각하게 되었다. 그렇다면 토양을 좀 더 알고 개량할 수 있다면 농작물에도 도움이 될 거라고 확신했다.

이렇게 생각하고 그 길을 선택한 것이었다.

대학에서는 토양을 연구하면서 작물의 뒷바라지를 하는 가운데 많은 것들을 배웠다.

그 당시 식물의 뒷바라지를 하면서 그녀가 몸에 익혔다고 하는 생각 가운데 하나로, 간단한 것이지만 대단히 중요한 사실이 있다.

식물은 정성껏 뒷바라지를 해주고 있으면 거기에 부응하려고나 하는 듯이 무럭무럭 자란다. 그러나 너무 지나치게 보살펴 주면 성장 상태가 비뚤어져버린다는 것이다. 적응력이 없어지고, 식물 그 자체가 지니고 있는 능력이 사라져버린 듯이 허약해지고 만다.

이런 점은 사람도 마찬가지라고 양진화 교수는 생각했다.

틀림없이 그렇지 아니한가?

사람도 각자 지니고 있는 힘을 살리지 않고, 기계·기구 따위의 힘에만 의지하고 있으면 지니고 있던 힘이 자연히 쇠

약해져 간다. 이것은 질병에 대한 사고방식에 있어서도 마찬
가지이다. 원래부터 지니고 있는 병에 대한 저항력을 기본적
으로 소중히 해야만 하는 것이다.

자연과 동화되어 살면 장수한다

양진화 교수는 전공인 토양생물학, 바이오테크놀로지의
연구를 전개하기 위하여 배운 것 가운데, 동양 의학에서 '음
양의 조화를 생각하여 대처하고 있다' 는 대목이 있다.

그녀가 감명을 받았다고 하는 이 음과 양의 밸런스라는 것
은 동양 의학의 기본 이념인 역학(易學)의 음양설에서 온 것
인데, 여기서 그것을 간단히 설명해 둔다.

이 이념은 '우주의 본원(本源)인 태극(太極)이 움직임으로써
양인 하늘과 해가 생겨나고, 태극이 정지함으로써 음인 땅과
달이 생겨나며, 이 양기와 음기의 배합에 의하여 만물이 생
성 된다' 고 하는 것이다.

삼라만상도, 인간관계도, 인체의 기본도 모두 이 음양설에
따라 파악하고 질병도 건강도 이 이념에 따라 설명한다.

해는 양이요, 땅과 달은 음이다. 또 남자와 여자, 남편과 아
내, 어버이와 자식, 등과 배, 적극성과 소극성 등등이 모두 양
과 음의 조화 관계에 있는데, 여기에 혼란이 생기면 무언가
이상이 생긴다는 것이다.

또 봄 · 여름 · 가을 · 겨울 · 한여름, 그리고 동 · 서 · 남 ·
북 · 중앙 등의 오행설(五行說)을 배정하여 보다 넓고 깊이 전

개하고 있다. 더 나아가서 기(氣)·혈(血)·수(水)의 병리학설도 도입하고 있다.

본래 사람도 산과 들에 자생하는 동물들과 같이 자연 속에서 살면서, 자연적으로 질병이나 비바람을 극복하고, 자연스럽게 늙어 가서 생명의 마지막인 죽음을 맞이하고 있었을 것이다.

그런데 만물의 영장으로서의 인간은 사회를 형성하기에 이르면서 식생활을 포함하여 자연에 역행하는 일이 많아졌다. 현대 사회에 이르러서는 그야말로 소름이 끼칠 지경이다.

그러나 이제 와서 자연으로 돌아가라고 해도 그것은 불가능한 일이다. 진보된 현대 사회의 사상·과학·의학을 활용하면서, 고대로부터 형성되어 내려온 중국의 사상, 그리고 거기에서 발원한 동양 의학의 좋은 점들을 이해하고 흡수하고 활용하면서 현대를 살아 나가는 것이 가장 좋은 방법일 것이다.

어머니인 동시에 연구자로서의 생활

연구 생활에 열중한 나머지 저지르고 만 과오……, 양진화 교수로서는 잊을 수 없는 한 가지 추억이 있다.

그것은 바로 문화대혁명이라는 중국의 커다란 정치적 변혁이 일어나고 있던 와중에, 그녀가 화학 공장의 노동자로 배치되었던 무렵이었다.

'농업 기술 개선에 공헌하고 싶다'는 야망을 가슴에 품고,

대학에서는 토양화학을 전공하면서 밤낮으로 면학에 힘쓰고 있던 때에 일어난 문화대혁명. 양진화 교수는 돼지 사육장의 작업부라는, 지식이나 연구와는 동떨어진 강제 노동에 종사하게 되었던 것이다. 그 생활에는 자유라고는 거의 없었다. 물론 가슴 설레던 '농업의 연구'도 중단하지 않을 수 없었다.

그러다가 화학 공장의 노동자로 배치되었을 때, 상황적으로는 허용되지 않았지만, 그녀의 가슴속에서 끊임없이 활활 불타오르고 있던 학문에 대한 의욕이 구체적인 형태로 드러나게 되었다.

자유가 없는 돼지 사육장 작업부의 생활에 비하면, 화학 공장에서 일한다는 것은 그녀에게 감격적인 것이었다.

그러나 당시 26살이었던 양진화 교수에게는 남편과 아이가 있었으므로, 그전과 같이 연구에만 매진하는 것이 불가능하였다. 결혼 생활, 그리고 육아에 쫓기는 나날을 보냈다.

그런데 세월이 흐름에 따라 육아도 그다지 큰 부담이 되지 않게 되었다.

원래가 학문을 좋아하는 데다, 농업 기술 개선에 공헌하고 싶다는 남다른 정열을 지닌 그녀였으므로, 당연한 추세로 연구심이 솟아오르기 시작하였다.

그 무렵에 만난 것이 일본어에 능숙한 한 대학 교수였다.

일본의 농업 기술이 진보되어 있다는 것을 그전부터 알고 있었던 그녀는 그 교수에게 일본어를 가르쳐 달라고 부탁하였다.

처음에 그 교수는 양진화의 부탁을 거절하였다. 돼지 사육장의 작업부 시절처럼 엄중한 감시를 받고 있지는 않지만, 홍위병에게 언제 어떤 책망을 듣게 될지 모르는 일이었다. 또다시 돼지 사육장으로 되돌아가게 된다면 무엇보다도 두 아이들이 가엾게 된다는 생각 때문이었다.

그러나 양진화 교수는 밀어붙였다. 결국 그 교수도 그녀의 굳은 의지에 감복해 동의하게 되었다.

매일 아이들의 뒷바라지를 하고, 공장에서 일을 하고 나서는 이어서 일본어를 공부하고…… 말로는 간단해 보이지만 무척 고달픈 일이었다.

그러한 생활 속에서 저지른, 지금도 그녀의 가슴에 새겨져 있는 과오……

바쁜 시간을 쪼개서 하는 공부였으므로 공장이 쉬는 일요일은 양진화 교수로서는 공부에 한껏 전념할 수 있는 기쁜 날이었다. 보육원이 쉬기 때문에 그날도 그녀는 아이들을 집 안에 두고 그 교수 집으로 공부를 하러 갔다.

저녁때가 다 되어 집으로 돌아왔는데, 여느 때는 유리창 너머로 보이던 아이들의 모습이 보이지 않았다.

불길한 예감에 방 안으로 뛰어든 그녀는 깨어진 유리 조각들과 함께 피를 철철 흘리며 쓰러져 있는 장남을 발견하였다. 축 늘어진 채 해쓱한 얼굴이었다. 왼손을 보니까 10cm 정도의 상처가 석류 껍질처럼 벌어져 있었다.

황급히 장남을 안고 병원으로 달려갔다.

"조금만 더 방치해 두었더라면 생명이 위태로울 뻔했어요. 이런 어린애를 혼자 내버려 두다니, 그러고도 어머니입니까?" 이렇게 나무라는 의사의 말에 양진화 교수는 몸속의 힘이 온통 스르르 빠져 나가는 느낌이었다.

공부에 열성적인 나머지 잊어버리고 있었던 중요한 일. 그 중요한 일은 연구자라 할지라도 잊어서는 안 되는 일이었다. 그러한 사실을 양진화 교수는 몸소 겪어 알게 되었던 것이다.

아이의 손에 난 상처를 의사의 바늘이 꿰메고 있는 모습을 보면서, 그녀는 자신의 심장이 찔리는 느낌을 받았다.

그녀에게 이와 같이 잊을 수 없는 어머니로서의 과오가 있었기에, 그리고 인간으로서의 자기 존재를 망각하지 않았기에, 그 연구에 기울인 정열이 값진 '양진화 851' 을 탄생시킬 수 있었다 할 것이다.

이제 양진화 교수가 어떤 인물인지 조금은 알 수 있을 것이다.

학문에 기울이는 일편단심, 한번 결심하면 반드시 이루어 내고야 말겠다는, 결코 체념하지 않는 그 정열. 그리고 사람에게 있어서 가장 중요한 것을 망각하지 않고 있는 그 인간성……

양진화 교수에 대해 그녀의 초등학교 동급생으로 현재 푸젠성(福建省) 정부의 고문 변호사로 있는 한 친구는, "남자들도 아무도 그녀에게는 거역하지 않았지요. 어찌나 무서운지……" 하고 친근감 어린 말을 하고 있다.

그녀가 다닌 초등학교는 푸저우시(福州市)의 명문교인 실험 초등학교였다. 성실성을 인정받아 그녀는 소년선봉대의 대대장으로 뽑히기도 했다. 소년 소녀들의 공산당원 조직인 소년선봉대는 학교 공부뿐만이 아니라, 농촌의 일손 돕기라든가 불우한 어린이들에게 과자를 배급해 준다든가 하는 과외 활동도 하고 있었다.

책임감이 강한 양진화 교수는 규율을 지키지 않거나 게으름을 피우거나 하는 아이가 있으면, 남학생이라 하더라도 준엄하게 타이르곤 하였다. 그러나 스스로 솔선해서 부지런히 일하는 그녀의 자세에 누구나 신뢰감을 지니고 있었다.

그리고 중학교는 중국에서도 1,2위의 진학률을 자랑하는 명문교인 푸저우 제일 중학교로 진학하였다.

여기서는 지금도 뛰어난 인재들이 많이 나오고 있는데, 양진화 교수의 성적도 예외는 아니어서 장래가 촉망될 만큼 우수하였다.

그러나 사실 여기까지 오기에는 양진화 교수에게는 어린이로서 쓰라리기 그지없는 시련이 있었다.

양진화 교수는 2년 늦게 초등학교에 들어갔다. 2년 늦게 들어간 것은 경제적인 이유에서였다.

1949년, 양진화 교수 일가는 대만으로부터 화물선을 타고 해방 후의 중국에 돌아왔던 것이다. 대만으로부터의 귀환자라는 처지 때문에 주위 사람들의 냉대를 받아야만 했고, 아버지의 수입도 보잘것없었다.

식사도 제대로 할 수 없었으므로, 양진화 교수는 언제나 영양 부족 상태였다. 그것은 그녀 나이 5살 무렵의 일이었다.

하루하루 겨우 입에 풀칠을 하는 생활이라, 그녀가 초등학교에 들어가는 시험을 치르기 위해 필요한 돈 1각 조차도 변통할 수가 없었던 것이다.

그녀는 신나게 학교로 가는 같은 또래 아이들의 모습을 그저 부러운 눈길로 바라보고 있을 수밖에 없었다.

그러나 9살이 되어 그녀는 제힘으로 학교에 가기로 결심하였다. 아는 아주머니에게 부탁을 해서 빌린 돈 1각을 가지고, 명문교인 실험 초등학교에 가서 시험을 치렀다.

시험에는 간단히 합격하였으나, 초등학교에 다닌다는 것은 그만큼 가족들의 생활을 고달프게 하는 일이기도 하였다. 게다가 그녀는 동급생들보다 2살이나 나이가 많았다. 보통의 여자 아이라면 부끄러워서 차라리 학교 다니는 것을 단념해 버릴 만한 상황이었다.

그러나 남달리 의지가 강한 그녀는 그런 것에 아랑곳하지 않았다.

가난했으므로 학교에는 맨발로 다녔지만 그녀의 기쁨인 학문에의 길이 열렸다는 것만으로도 행복감에 젖을 수 있었다. 입학시험을 치렀다는 이야기를 부모에게 털어놓았을 때에는 부모도 그녀의 꿈을 조용히 감싸 주었다.

대만에서 왔다는 이유만으로 차갑게 대하던 주위 사람들도 그녀가 소년선봉대 대대장으로 뽑힌 무렵부터 달라

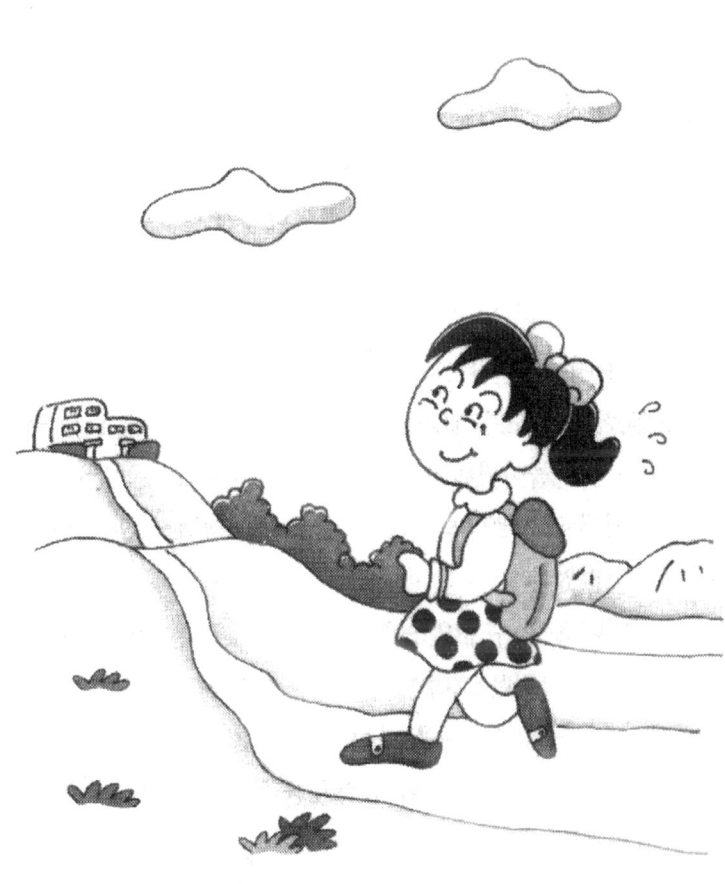

지기 시작하였다.
 그리고 무엇보다도 그녀의 부모가 그녀를 자랑스럽게 여기고 있었다.

2. '양진화 851'을 만든 양진화는 누구인가

가려진 영광의 얼굴, 양진화

현재 아모이 대학 교수로, 세포생물학 연구소 연구원으로 있으며, 미국 출장 연구도 많은 양진화 교수.

그녀는 "현미경을 들여다보고 있을 때를 가장 좋아하는 여자"라고 말하는 사람도 있다.

양진화 교수는 '양진화 851'로 주목을 받게 된 것처럼 보이지만, 그녀의 갖가지 연구 성과는 일찍부터 세계적으로 높은 평가를 얻고 있었다.

예를 들어 1981년 '제1회 전국 발명 전람회'에서 우수 발명상을 수상. 그 이듬해에는 '제2회 전국 발명 전람회'에서 또다시 수상. '슈퍼 사료 점착제(粘着劑)'라는 발명이었다.

그 해에 '국가적 중대 공헌을 한 과학기술 전문가'라는 칭호도 얻었다. 이 무렵부터 양진화 교수에 대한 평가는 세계적으로 널리 알려지기 시작했다.

1987년, '제36회 브뤼셀 세계 발명 박람회'에서 금상을 수상. 그와 동시에 벨기에 국왕으로부터 개인의 최고 명예상인 '1급 기사(騎士) 훈장'을 받았다.

또 학술 분야에 있어서도 국내외의 권위 있는 학자들로부터 높은 평가를 얻기 시작 했다.

〈비콩과 작물의 질소 고정 연구-시금치의 뿌리혹박테리아의 분리 및 회접(回接)〉이라는 논문을 푸젠 농학원 학보에 발표했을 때에는, '사상 최초의 시금치 뿌리혹박테리아 연구에 대한 기록'이라 하여 세계적으로 저명한 학자들을 깜짝 놀라게 하였다.

시금치의 새로운 뿌리혹박테리아를 처음으로 검출, 감정하여 발표한 논문인 '시금치 뿌리혹박테리아의 감정'에 대해서는 국내의 권위 있는 학자들이 '수준 높은 연구 성과'라 하여 칭찬을 아끼지 않았다.

농업 개혁을 지향하면서, 생물에게 주어진 생명의 신비가 숨겨져 있는 토양이라는 것에 끈질기게 매달림으로써 하나 하나 목적을 달성해 나가는 양진화 교수의 강한 신념을, 이러한 연구 성과들을 보면 알 수가 있다.

학술계의 주목을 끄는 연구 발표는 그 이후에도 계속된다.

송아지의 흉선(胸線) DNA를 밀에 도입함으로써 밀의 단백 함유량을 높일 수 있다는 사실을 밝힌 〈고단백 밀의 재배〉라는 논문. 이 논문은 1988년에 캐나다의 토론토에서 열린 '제16회 유전학회 논문 요역(要驛)'에서도 발표되어 크게 주목을 받은 바 있다.

또 '양진화 851'은 1990년에 스위스 국제 박람회 제20회 발명 창조전에서 특별상을 수상한 바 있다.

● 양진화 교수 프로필

1987년 '국가급의 특별 실적이 있는 중청년 학자'의 칭호 수여
1989년 1월부터 중산(中山)대학 생물 공정 연구 센터 교수
1989년 3월부터 아모이 대학 교수, 세포생물학 연구소 겸임 연구원
....
1981년 10월 제1회 전국 발명 전람회에서 우수 발명상 수상(중국)
1987년 10월 브뤼셀 세계 발명 전람회에서 금상 수상
       벨기에 국왕으로부터 최고 명예상 '1급 기사 훈장' 수상
1988년 베이징 제1회 국제 발명 전람회에서 최고 은상 수상
1990년 스위스 국제 박람회 제20회 발명 창조전에서 특별상 수상(생천)
1990년 제1회 중약(中藥) 문화 박람회에서 '신농상'을 수상
1991년 제2회 전구 과기(科技) 실업가 창업 은상 수상
       미국 특허 번호 4,877,739 취득

토양에서 발견한 '851균'

양진화 교수의 연구 발표가 세계적으로 높은 평가를 얻고 있음은 이상으로 알 수 있을 것이다.

어릴 때부터 몸이 약했지만, 의학에 흥미를 가졌으며 생물이 생장하는 토양에 흥미를 느끼고, 그 신비로운 위력을 어떻게든 활용하고 싶다고 결심한 양진화 교수.

그녀의 가슴속에 얽혀 있던 그러한 생각들이 오랜 세월을 거쳐 이제 꽃피기 시작하고 있다는 것도 알 수 있을 것이다.

20TH INTERNATIONAL INVENTORS' EXHIBITION
MUBA 1990 BASEL / SWITZERLAND

CERTIFICATE

The Jury
of the
20th International Inventors' Exhibition
on the occasion of 74th Swiss Industries Fair
awards this certificate to

PROFESSOR YANG ZHENHUA

in recognition of successful participation

Title of the invention

WATER OF LIFE

The Initiator   The President of the Jury
Paul von Arx   Prof. Dr. P. Schiess

EXINVENTOR BASEL
The President: Dr. Enrico Gallacchi, dipl. Ing. ETH

아무튼 '양진화 851'이 '토양에서 발견한 균'을 두유 속에서 배양한 것이고 보면, 이것은 양진화 교수로서는 오랜 소망을 이루어낸 연구 성과라고도 할 수 있을 것이다.

그런데 일찍이 양진화 교수가 대학 시절에 토양화학을 전공한 것은 농업의 개혁에 공헌하려는 생각이 밑바탕에 있었기 때문이다. 당시에 그녀는 바이오테크놀로지가 현재와 같이 세계적으로 주목받는 최첨단 기술이 되리라고는 예상하지 못했는지도 모른다. 아니, 역설적으로 말하자면 양진화 교수에게 있어서는 바이오 기술이란 현재나 옛날이나 변함없는, 한없이 심오한 첨단 기술인지도 모른다.

대학 시절, 농장에서 재배되고 있는 작물의 뒷바라지를 하고 토양을 연구하면서 교수로부터 갖가지 지식을 배우고 있는 동안에 양진화 교수는 '내가 지금 밟고 있는 토양 속에서 수십억의 생물이 먹고 먹히는가 하면, 또 공존도 하고 있는 것이다.' 하는 것에 생각이 미쳐 그 우주적인 조화에 새삼스레 감동했던 것을 지금도 기억하고 있다. 그리고 담당 교수가 그녀에게 한 말에 가슴 설레었던 일도 잊지 않고 있다.

"흙 속에는 중국은 말할 것도 없고, 전 세계의 인구수로도 비교할 수 없는 수많은 생물들이 살고 있단 말일세. 그 생물들이 어떤 일을 하고 있는지 알지 못하고 있는 것이 산더미처럼 있다네. 그런 것들을 알아내어 이용을 하면 농업도 개선되어 나갈 거야."

교수의 그 말이 가슴속 깊이 스며들었다고 하는 양진화 교수. 오늘에 와서 그야말로 '생물이 어떤 일을 하고 있는가'를 밝혀내고 그것을 '이용'하고 있다는 것은 참으로 근사한 일이 아닐 수 없다.

세계적으로 입증된 '851균'의 효능

그런데 양진화 교수는 토양생물학자이면서 한때 대학 의학부에서 현대 의학을 공부한 적이 있다는 사실도 덧붙여 두어야 할 것 같다.

이 사실은 그녀가 토양생물학을 단순히 토양생물학으로만 파악하고 있는 것이 아니라, 분명히 현대 의료면에서도 그 학문을 유용하게 쓸 수 있도록 하려는 목적의식이 있었음을 말해 주고 있다.

어린 시절의 영양 부족 탓인지, 그녀는 정신적인 강단성과는 반대로, 몸은 언제나 병치레를 하고 있었다. '어떻게든 질병에서 해방되고 싶다'는 한 가지 소망을 줄곧 품어 왔던 것 같다.

'농업 기술 개선'을 지향하여 토양생물학에 뜻을 두기는 했지만, 그녀가 선택한 그 학문은 보다 심오한 것이었다.

"토양 속의 균 가운데에는 아마도 건강에 좋은 것이 있을 것이다."

그러한 양진화 교수 생각이 옳았다는 것은 '양진화 851'에 의해서만이 아니라, 세계의 최첨단 바이오테크놀로지의 연구 결과에 의해서도 입증되고 있다.

유럽에서는 생물공학자들이 휴일을 이용하여 미생물을 찾아 돌아다니는 것이 이제 습관처럼 되어 있다고 한다. 영국의 바이오테크놀로지 산업을 선도하고 있는 어떤 회사에서는 세계 각국의 미생물 채취자들에게 토양의 견본을 보내 달라는 요청을 하고 있기도 하다. 그 범위는 현재 캘리포니아에서 모스크바에까지 확대되어 있어서, 1년 동안에 보내져 오는 견본 수가 6000건에 이른다고 한다.

1985년 1월에 발견해 '양진화 851'

'양진화 851'의 851이란 양진화 교수가 오랫동안 꿈꾸어 온 '토양 속에 있는 건강에 좋은 미생물'을 발견한 시점이 1985년 1월이라는 데에서 유래하고 있다.

콩을 그 균(토양 속에 있는 건강에 좋은 미생물)으로 발효시킴으로써 탄생된 새로운 음료가 '양진화 851'이다. 그 균은 '851 균'으로 명명되었다. 그러나 평소에 바이오 기술을 가까이 하고 있는 사람들이 아닌 일반인들로는 그게 무슨 대단한 균의 발견인지 얼른 이해가 되지 않을 것이다. 그것은 당연한 일일 수도 있다. 그렇지만 이 시대의 최첨단을 걷는 바이오테크놀로지 산업에서는 이 균(박테리아)이 대단히 중요시되고 있다. 대대적인 특허 전쟁에까지 치닫고 있을 정도인 것이다. 실례를 들어 보면 다음과 같다.

어느 바이오테크놀로지 학자는 바닷가를 오염시키고 있는 원유의 주성분을 분해할 수 있는 신종 박테리아를 개발하였다. 그러나 그것을 실용화하기까지에는 막대한 시간과 연구 개발비가 소요된다.

그런데 일단 실용화가 가능한 단계에까지 와버리면, 당초의 발명자가 투입한 막대한 시간과 비용을 지불하지 않고도 그것은 쉽게 만들어낼 수 있게 된다.

'바다에 흘러든 원유를 무해한 물질로 바꾸는' 그런 박테리아의 비밀을, 대부분의 기업 비밀처럼 끝까지 숨길 수가 없는 것이다. 바다에 방출해 버리면 누구든 그 박테리아를 회수하여 성분을 분석할 수가 있는 것이다.

그래서 그 발명가는 특허청에 인공적인 박테리아에 대한 특허 출원을 했다. 두 번째 층원에서 '바이오테크놀로지에 의하여 발명된 박테리아' 의 특허가 인정되기에 이르렀다.

'양진화 851' 약효 몸소 실험

"고대 중국의 신농씨(神農氏)라는 사람은 100종 이상의 약초를 직접 맛을 보고 시험을 했다고 하였습니다. 저도 그 정신에 힘을 얻어, 제 자신의 몸으로 직접 실험을 거듭했습니다."

그녀는 몸이 민감하기 때문에 좋고 나쁜 것에 대한 반응은 빠르고 정확하다고 한다.

'양진화 851' 이 만들어지기 전, 몇 가지 좋지 못한 배양액도 맛보았는데, 때로는 머릿속이 멍멍해지면서 현기증이 나기도 하고, 설사를 하기도 했다.

그런 과정에 꼬박 3일 동안의 밤샘 작업으로 몹시 지쳐 있을 때 '양진화 851'을 시험하게 되었다. 그랬더니 놀라울 정도로 피로가 빨리 회복되는 것을 몸으로 느낄 수가 있었다. 즉시 각종 측정 기기를 사용하여 '양진화 851'의 성분을 조사하였다. 그 결과 그 속에 인체에 필요한 각종 물질이 함유되어 있다는 사실을 된 것이다.

끈질긴 집념의 결정체 '양진화 851'

"효과가 없을 리가 없어요."

양진화 교수는 '양진화 851'에 대해서는 이렇게 분명하게 말하고 있다.

"저는 1979년부터 851균주(菌株)를 보다 좋은 것으로 하기 위해 갖가지 실험과 배양을 계속해 왔습니다. 그러면서 특히 유의한 점은 첫째 중추 신경계를 건전하게 하고, 둘째 면역 기능을 향상시키며, 셋째 내분비계의 밸런스를 좋게 하는 식품을 개발한다는 것이었습니다."

이 방침은 현재의 의약학·영양학을 종합 집성한 결정(結晶)으로서, 앞에서 상세히 기술한 바와 같이 제3의 기능인 생체 조절 작용을 지닌 기능성 식품 개발의 원칙에 합치된다. 또 양진화 교수는 기술적으로도 동일한 길로 나아가고 있다.

"양진화 851은 이와 같은 테마로 만든 것이기 때문에 여러 가지 질병에 효과가 있습니다. 암이나 성인병뿐만이 아닙니다. 이 사실에 대해서는 '양진화 851'을 사용하고 있는 병원의 의사들에게 들어보면 알 수 있을 거예요. 《인민일보》에도 '신기한 영양 드링크'라는 기사로 다루어지기도 했으니까요……"

아닌 게 아니라 그녀의 자신감이 허울만의 것이 아니라는 점은 갖가지 전 임상적 데이터와 임상 성적을 보면 잘 알 수 있다.

제4장
기적의 음료, '양진화 851'의 모든 것

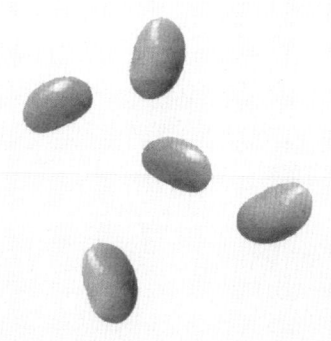

1. 쇠약해진 기능을 활성화 시킨다

'양진화 851'의 성분

'양진화 851'은 일본에서도 지난해부터 판매가 개시되었다. 당초에는 양진화 교수가 처음에 개발한 R형을 개량한 Y형이었으나, 현재에는 그것을 다시 개량한 '양진화 851'이 판매되고 있다.

Y형까지는 콩 비린내가 많이 나고 맛이 나빠서 '마시기가 거북하다'는 반응도 있었으나, '양진화 851'은 보다 개량되었다.

그래서 벌써부터 많은 판매 성과를 올리기 시작하고 있으며, 홍보를 별로 하지 않았는데도 주문이 끊이질 않고 있다.

중국에서 그 놀라운 치료 효과가 입증되어 그 진실된 효과를 체험한 사람들에 의하여 입에서 입으로 소문이 퍼져 나간 것과 같은 상황이다.

그렇다면 양진화 851의 무엇이 건강에 그처럼 도움을 주는 것일까?

〈표4〉 성분표를 바탕으로 살펴보기로 하자.

먼저 앞서 제시한 바 있는 전 임상 약리 시험의 안전성 시험 결과와 같이, '양진화 851'은 독성이 없고 안전성이 높은 영양 드링크제이다.

전 임상 약리 시험 이후에, 장기간 투여했을 경우의 안전

〈표4〉 '양진화 851' 성분

* '양진화 851' 100g당 수량
일본 식품분석센터 등의 자료에 의거

단백 · 아미노산 1,600mg		비타민 E토코페롤	(mg) 0.39	미네랄 칼륨	(mg) 105.0	레세틴 (스테아로, 오레오, 레시틴) 33mg	지질 100mg	
아미노산	(mg)	α	0.01	칼슘	32.0		지방산	(%)
글루타민산	131	β	0.01	(인)	27.8		14-0	2.3
아스파라긴산	112	γ	0.15	마그네슘	6.91		15-1	0.3
류신	84	δ	0.22	철	2.30		16-0	13.9
알라닌	80	B₂:리보플라빈	0.03	구리	47	사포닌 22mg	16-1	3.5
아르기닌	65	B₃:PP나이아신	1.23	망간	0.11		17-0	0.4
발린	66	B₆:피리독신	0.09	아연	0.49	핵산 1,400mg	17-1	0.9
글리신	61	판토텐산	0.34	셀레늄	50		18-0	3.3
리신	55	엽산	0.09	몰리브덴	13		18-2	25.2
페닐알라닌	52	비오틴	53			당질 (올리고당) 300mg	18-3	2.7
브로린	49						18-4	0.2
이소류신	48						20-0	0.7
트레오닌	42						20-1	0.3
히스티딘	26						20-5	0.4
세린	37			섬유:0			22-0	3.5
트립토판	16			수분: 잔여분			22-6	0.4
티로신	36			에너지: 9kcal			24-0	2.5
시스틴	8						미동정 (未同定)	21.5
메티오닌	27							

*비소, 납, 카드뮴, 주부, 안식향산, 소르브산은 검출되지 않았으며 혼탁, 침전물은 적합하고 대장균군은 음성.

성을 확인하기 위해 아급성 및 만성 독성 시험 등이 행하여 졌는데, 거기서도 독성이 없다는 것이 판명되었다.

그러면 그 성분은 어떻게 되어 있을까?

성분표를 보면 알 수 있듯이, '양진화 851'에는 콩 단백질과 851균에 의하여 생성된 아미노산, 그리고 콩 자체에 함유되어 있었던 것, 그 밖에 851균에 의해 이끌려 나온 비타민, 미네랄, 레시틴, 사포닌, 핵산, 당질 등 몸에 유효한 성분이 다수 함유되어 있다.

이 성분들이 구체적으로 어떤 역할을 수행하는지는 뒤에서 상세히 설명하기로 한다.

'양진화 851'은 각 유효 성분이 흡수뿐만이 아니라, 이용이 잘되는 형태로 되어 있으며, 그것들이 상승적으로 작용한다. 거기에다 플러스 알파 성분과 효과가 영향을 미침으로써 '양진화 851'은 특출한 유효성을 나타내고 있다.

몸과 내분비 성분을 만드는 단백질과 아미노산

'양진화 851'의 주요 성분인 단백질과 아미노산부터 먼저 설명해 두기로 한다.

우리들의 몸은 수분을 제외한 나머지의 대부분이 단백질로 되어 있다. 근육, 심장, 위와 장 등의 장기, 골격, 혈액, 모발 등의 형성뿐만 아니라 호르몬, 소화 효소, 그리고 뇌와 신경 등 그 주성분은 모두 단백질이다.

앞에서 말한 바와 같이 단백질은 영어로 프로테인이라 하

〈표5〉 '양진화 851' 관련 식품·성분의 섭취 효과와 예방 효과

	관련식품					콩·아미노산	콩·단백	비타민				
	콩	두유	두부	낫토	콩기름			E	B_2	B_3(pp) 나이아신	B_6	판토텐산
스태미나·피로 회복·자양 강장		O		O	O							
신진 대사·발육 장해						자나친 여윔, 여윔			O			O
허약·무력·피로		O			O							소모성 질환
빈혈·저혈압				O	O		조혈 기능					
피부를 아름답게	O	O	O	O	O		녹방지 피부미 작용		점막(입안·눈)	피부병	피부병	피부병
건뇌(健腦)	O	O	O	O	O		O	기미·주푸름 피부병 모발의				
스트레스·노이로제·불면증					O			노화 성상화			울증·상마름	
치매								불면	O			
지능 장해												
자율 신경 실조증										기억저하, 두통	O	
임포텐스·정력 감퇴	O			O		O						
동맥경화증	O	O	O	O	O			제내식화·활용에 관련		O	O	O
고혈압·뇌졸중 후유증				O	O					O		
당뇨병	O	O	O	O	O	O	생식 기능					당질 지질 대사에 관련
비만		O	O		자나친 비만		예방의 기구(과식 회피·유리 기름 소거·생성억제)				O	
심장병			O	O	O							
특히 허혈성 심질환		노화	노화		노화	노화			당대사에 관련	나이아신 지방의 대사	단백질·지방의 대사에 관련	
간장병				O	O				O			
담석증·담낭염				O	O							
신장병	O			O	O							
요도·전립선·방광 질환	O											
위장병		O			O							O
식욕 부진									O			
정장(설사)				O	O		정력으로 작용		전신성 비대, 초췌·망상·마비, 근육 위축·마비, 암			
신경·근육·관절 질환	O	감기	감기	감기						O	O	근육재복
통풍										경련·저림		
구루병·골연화증							믿는 합병 장해·건통·우둔					
과민·알레르기 체질						O	O				O 습진	O
부인증·갱년기 장해				O	O	O						
사산·유산의 예방·증유(增乳)		젖의 양 증가	젖의 양 증가			냉증	O					
알코올 장해·중독				내출혈	숙취			O	O	O		
중국 식양법 식품 성질	허원 건강산	실행 평감산	실행 중감산	실행 중감산	실열 건감산	중	평	평	평	평	평	평

	비타민		미네랄										레시틴	사포닌	핵산 DNA RNA	당질 올리고당
	엽산	비오틴	셀레늄	아연	몰리브덴	칼슘	인	철	구리	망간	마그네슘	칼륨				
피로·엽산 결핍증		(비타민E와의 협력작용)	피로			○	○	○ 빈혈 철결핍증	○	○	(나트륨에 관련)			신진대사		
	○	피부병	○ 탈모	붓모				○			피로의해소 과민증,저혈당		○	○	○ (다이어트,주름살,여드름 효과)	○
	○	울증·불면		미각		○	○	감정둔화 건망증			평형감각마비	심장 과민,반신불수	암	○ 혈액의 정화 향상	○ (비피두스균 증식효과)	
		남성·여성적 능력	○	남성성기능			(발음·레시틴에 관련)	(헤모클로빈의 성분이므로 산소운반에 중요)	(철·칼슘의 형성)	○	○ (칼슘에 협력)	○		호흡기능을 높이고,체력을 회복시킨다.감기에 걸리지 않는다	○	○
			노화		노화	○	○				○				노화	노화
		간기능유지	(감염증의 예방)	전립선			○		부종		(사이토신·인슐린 생성에 협력)	(심장 발작·마비·부정맥 운동장애·변비·피로)	○	과산화지질생성 억제하고 노화·성인병예방	탈모,백발화,백내장,기억력,시력	
○ 구내염·설염	○		(과산화물·암·성인병의 예방·치료)	○			○				위산·담즙산 감소 소화불량			(노인·수영에)	덕택 햇살·신경세포 합성을 지배	○
	○	○		○			○				근무력·운동실조	근마비·무력증			관절염
		○ 습진			○		○			불임	부신피질 기능		○ 천식		무정수소
생리불순·희유	○		생리이상 불임		○ 생리이상 생리호르몬장애			생식기능				갱년기	냉증			
	○					○					○					
	평	평	평	평	평	평	평	평	평	평	평	평	평			

는데 이것은 그리스어의 '프로테 에디오스'에서 유래된 말로, 사람에게 '가장 필요한 것'이란 뜻이다.

그러면 이와 같이 사람의 몸에 가장 중요한 단백질은 대체 어디에서 만들어지는 것일까?

동물성 식품의 경우 고기, 생선류, 조개류, 알, 우유 등의 주성분은 단백질이며, 식물성 식품의 경우 콩이나 된장, 두부 등 콩 제품에 단백질이 다량으로 함유되어 있다. 하지만 이러한 것들을 섭취한다 해도 그대로 몸 속의 단백질로서 이용되는 것은 아니다.

음식물을 통해 몸 속에 들어온 단백질은 위와 장에서 여러 가지 효소 작용을 거쳐 최종적으로 아미노산으로 분해된 다음 장관(腸管)에서 흡수된다. 그 아미노산은 혈액에 의하여 각 조직에 운반되어 재합성된 다음에 각 조직의 단백질이나 내분비물로 조립되는 것이다.

따라서 아미노산이 부족하면 당연히 단백질이나 내분비물의 합성이 제대로 이루어지지 않아 쉬 피로해지거나 쉽게 질병에 걸리는 결핍 현상이 일어난다.

재분비 물질이라는 것은 당뇨병과 관련이 깊은 인슐린, 갑상선의 티록신 같은 호르몬, 신경 전달 물질인 부신수질 호르몬 아드레날린 등을 말하는데, 이러한 것들 및 효소 등도 아미노산에서 합성되고 있다.

현재 알려져 있는 인체에 필요한 아미노산은 모두 20가지가 있는데, 이들은 두 그룹으로 나뉜다.

하나는 자신의 몸 속에서 당질이나 지질이 변화해 가는 과정의 물질을 바탕으로 해서 만들어지는 것이고, 다른 하나는 몸속에서는 합성할 수 없고, 반드시 하루하루의 식사에서 일정량을 섭취해야 하는 필수 아미노산이다.

인체에서 필요로 하는 필수 아미노산은 트레오닌, 발린, 류신, 이소류신, 리신, 트립토판, 페닐알라닌, 메티오닌의 8종류다. 이 8종류의 아미노산을 동시에, 또한 균형 있게 전부를 골고루 섭취하는 것이 중요하다. 단 한 가지라도 필요량에 미달되는 아미노산이 있으면, 다른 필수 아미노산이 아무리 많아도, 그 부족한 아미노산 때문에 영양 효과가 현저히 억제되어버리고 만다

'양진화 851' 에는 〈표4〉와 같이 이상의 필수 아미노산을 비롯하여 도합 18종류의 아미노산이 함유되어 있다.

또 아미노산은 우리 몸의 피가 되고 살이 될 뿐만 아니라, 여러 방면의 생리적 기능에도 많은 관련이 있다.

몸의 여기저기에 뜻하지 않은 결함이 나타나게 되는 것은 단백질의 섭취가 충분하지 못해서 필요량의 아미노산이 공급되지 못하기 때문이다.

또 유아기에 단백질의 지나친 결핍이 지능 발달에 큰 영향을 미친다는 것은 이미 잘 알려진 사실이지만, 이것은 유아기에 한정된 것이 아니고 뇌의 형성이 끝난 뒤에도 단백질이 뇌에 미치는 영향이 매우 크다.

신경 전달 물질(아드레날린, 아세틸콜린, 도파민 등)은 모두 아미

노산을 원료로 하여 형성되고 있다. 따라서 필요한 아미노산이 결핍되면 신경 전달 물질도 불충분해져서 뇌로부터의 지령이 중단됨으로써 중대한 질병을 야기시키게 되는 것이다.

이상과 같은 생리·약리적 작용의 집성으로서의 단백질과 아미노산은 빈혈, 저혈압, 수척한 몸, 피부 미용, 건뇌(健腦), 임포텐츠, 정력 감퇴, 고혈압, 당뇨병, 심장병, 간장병, 신장병, 위장병, 과민 체질, 알레르기 체질, 부인증, 갱년기 장애, 냉증, 노화 억제 등에 효과가 있다.

그런데 식물성 단백질과 동물성 단백질과의 차이에 대해 필자는 '전자는 정적(靜的)이고, 후자는 동적(動的)이다'고 하는 견해를 갖고 있다. 또 같은 동물성 단백질이라 하더라도 앞서 '식품의 성질'에서도 기술한 바와 같이 우유, 알, 고기에 있어서는 뒤의 것일수록 실열성(實熱性: 양성)이 강해진다. 다만 '양진화 851'의 단백질·아미노산은 바이오테크놀로지의 조작을 거친 것이기 때문에 아미노산 배열의 변화 등에서 생리 기능성, 기능성 식품성, 의약품성 등이 보다 높아진 것으로 생각된다.

각 아미노산에 대한 최근의 지식은 다음과 같다.

아미노산 가운데 고혈압에 효과적인 것으로는 타우린(시스틴의 체내 산화물), 메티오닌, 티로신, 글루탐산 등을 들 수 있다.

타우린과 메티오닌은 뇌의 중추에 작용하여 흥분 상태에 있는 말초 자율 신경의 신경 전달 물질인 아드레날린의 분비를 억제함으로써 혈압을 내려 준다.

 티로신은 뇌에서는 말초 자율 신경에서와는 반대로 혈압을 내리는 작용을 하는 아드레날린의 전구(前驅) 물질이 되는 것으로 간주되고 있다.

 글루탐산은 말초에서 혈압이 상승했을 때, 그것을 뇌에 전달함으로써 뇌의 중추에서 혈압을 내리려고 하는 기능이 적절히 작용하도록 한다.

 간 기능의 쇠약에 가장 유효한 성분은 아르기닌으로 알려져 있다.

 간 기능이 쇠약해지면 쉬 피로해지고, 피부에 윤기가 없어지며, 온몸이 나른해지는 등의 증상이 나타난다. 그것은 몸의 여기저기에서 필요로 하는 영양 공급이 부족해지기 때문이지만, 그 이외에도 암모니아 등의 독성 물질이 간장에서 처리되지 못해 몸 속에 쌓여버리는 것도 원인이다.

 암모니아를 독성이 낮은 요소(尿素)로 바꾸는 요소 사이클을 간장 내에서 원활하게 회전시키기 위해서 중요한 작용을 하는 것이 아르기닌이다. 따라서 아르기닌이 부족하면 암모니아의 해독이 제대로 되지 않고, 그것이 간장 내에 쌓이기 시작하여 간장을 해치며, 결국은 핏속으로 흘러들어 고(高)암모니아혈증이 된다.

 또 이 아르기닌은 면역이라는 생체 방어 기구에 관여하는 것으로. 항암성도 기대되고 있다.

인체 윤활유 비타민

필요량은 육안으로는 볼 수 없을 정도로 미량이면서도, 그것에 따라 생명이 좌우될 정도로 중대한 작용을 하는 것이 비타민이다.

비타민과 비슷하게 미량이면서도 경이적인 생리 작용을 발휘하는 것이 호르몬이다. 하지만 호르몬은 몸 속에서 만들어낼 수 있는 데에 반하여 비타민은 몸 속에서 만들지 못하기 때문에 식품으로 보충해 주어야 한다. 비타민의 부족으로 인하여 병이 났을 때, 일본에서는 비타민이 의약품으로서 투여된다. 그러나 미국에서는 서플리먼트로 비타민을 활용하고 있다. 일본에서도 그에 추종하는 형태로 비타민 섭취를 위해 건강식품(기능성 식품)을 활용하게 되었다.

사람은 단백질, 지방, 당질의 3대 영양소를 에너지원으로 하여 나날이 새롭게 세포와 혈액을 재생하고 있다

그러나 3대 영양소를 골고루 섭취하고 있어도 비타민이 없으면 영양소를 연소시키거나 필요한 물질로 바꾸거나 하는 대사의 사이클이 제대로 돌아가지 않는다. 비타민의 역할이 흔히 기계의 '윤활유(생체 촉매)'에 비유되는 것은 이 때문이다.

우선 비타민 E는 발견 당초의 항불임증, 생식 기능, 조혈 기능의 정상화, 말초 혈행의 개선 작용, 노화 방지, 동맥 경화의 예방과 치료, 뇌졸중, 심장병의 예방, 암의 예방 등에 효과가 있다. 그 작용으로는 여러 가지가 있지만 가장 중요한 것

은 '항산화(抗酸化) 작용'이다. 쇠를 공기 속에 내버려 두면 적갈색의 녹이 스는 것과 마찬가지로, 우리 몸도 나이나 질병과 더불어 '녹'이 슨다.

예를 들면 리놀레산과 같은 불포화 지방산은 몸 속 곳곳의 세포막에 함유되어 있으면서 중요한 생리적 역할을 담당하고 있는데, 이 불포화 지방산은 아주 불안정해서 유리기성(遊離基性) 산소와 결합하여 과산화지질이라 불리는 기름의 '녹'으로 변하기 쉽다.

그러므로 비타민 E가 부족하면 녹이나 과산화지질이 많아지고, 그것이 뇌세포에 쌓이면 그만큼 세포의 기능도 저하되는 것이다. 바꿔 말하면 비타민 E의 부족은 노화와 질병을 진행시킨다고 할 수 있다. 비타민 E는 면역 기능도 항진시킨다.

비타민 B_2 (리보플라빈)는 보효소(補酵素)로서 생체의 산화·환원에 관계하며, 피부와 점막의 건강 유지에 기여한다.

비타민 B_2가 부족하면 구내염(口內炎), 구각염(口角炎), 설염(舌炎) 등에 걸리기 쉬우며, 입술 가장자리나 혀가 벌겋게 부어서 쓰라리기도 한다. 이 밖에도 눈의 증상으로 각막염이나 결막염에 걸리기 쉽고, 시력 감퇴 및 눈의 피로를 초래한다. 피부 증상으로는 피부염, 습진, 여드름 등이 생기기 쉽고, 머리카락과 손톱에도 이상이 나타난다.

몸에 해로운 물질이 들어왔을 때 이것을 해독 작용을 하여 몸 밖으로 몰아내는 작용을 하는 것은 간장인데, 이 간장의 해독 작용에도 비타민 B_2는 중요한 구실을 하고 있다.

비타민 B_3(나이아신)는 산화 효소의 성분으로 당질(糖質) 대사 작용이 있다. 발견 당초부터 항(抗)펠라그라 인자로서 피부염, 설사, 치매 등과 같은 펠라그라증의 예방과 치료에 쓰였다. 근년에 와서는 혈액 순환을 촉진하고, 혈압을 내리며, 콜레스테롤을 감소시키기도 하고, 위장 기능을 정상화하기도 하며, 중추 신경 기능의 조절(기억력 저하, 두통, 불면증, 스트레스) 작용도 한다는 것이 판명되었다.

비타민 B_6는 보효소의 성분으로서 단백질 및 지방의 대사에 중요한 작용을 한다.

음식물에 함유된 단백질은 소화 기관에서 분해된 후 아미노산의 형태로 흡수된다. 아미노산은 간장에 운반되어 가서 다시 단백질로 합성된 다음, 몸 속의 갖가지 세포와 조직, 효소 등을 만드는 재료가 된다. 이와 같이 몸 속에서 끊임없이 진행되고 있는 단백질의 대사가 원활하게 이루어지기 위해서는 윤활유로서 작용하는 비타민 B_6가 아무래도 필요한 것이다.

단백질의 대사는 몸의 어떤 부분과도 관계가 있으므로 비타민 B_6가 부족하면 갖가지 부작용이 나타난다.

또 트립토판의 비타민 B_3로의 전환에 관련하며, 핵산의 합성을 촉진하기도 한다.

이상과 같은 작용에 의하여 독맥경화, 비만, 정신·지능의 발달 부진, 신경 이상, 우울증, 조갈, 지각 장해, 성적(性的) 이상, 알레르기, 피부병 등에 효과가 있다.

판토텐산은 부신피질의 성분으로서 당질·지질의 대사에

관련하며, 해독 작용을 할 뿐만 아니라, 간 기능을 유지하는 작용 등 중요한 역할을 한다.

엽산은 엽산 결핍성 빈혈에 효과가 있고, 구강·위장 장해(구내염, 위장염, 위궤양 등), 중추 신경 기능의 조절(기억력의 저하, 스트레스, 신경증, 피로), 피부를 아름답게 하는 일, 흰머리 발생 억제 등에도 작용한다.

비오틴은 당질 대사 보효소의 성분으로, 중추 신경 기능의 조절(울증, 불면증, 식욕 부진), 간 기능 저하, 습진, 근육통, 동통, 백발화 등에도 효과가 있다.

생명 활동의 원천 미네랄

요즈음 인간의 원점(原点)이 '바다'에 있었다는 가설에 입각하여 바닷물과 인체에 함유되어 있는 준주요 원소(칼슘, 인, 칼륨, 나트륨, 크롬, 마그네슘), 미량 원소(철, 아연, 구리, 셀렌) 등이 인간의 생명 활동에 필수적인 것으로서 주목을 받고, 연구가 진행되고 있다.

'양진화 851'이 사람의 몸에서 나타내는 효능·효과에도 거기에 함유되어 있는 미네랄이 큰 역할을 수행하고 있는 것으로 생각된다. '양진화 851'의 분말을 캡슐에 넣어 휴대하기 편리하게 만든 제품이 홍콩에서 시판되고 있는데, 그 설명서에는 셀레늄과 칼슘 등 미네랄의 역할이 강조되어 있다.

셀레늄(무기체)은 일찍이 중국에서 발생한 극산병(克山病:심장질환)에 효과가 있으나, 많이 복용하면 심한 부작용을 초래하기 때문에 기능성 식품에는 유기체의 셀레늄이 사용되고 있다. 생체 내에서는 글루타치온 페록시다아제 등의 형태로 활성을 나타내며, 비타민 E와 상호 작용으로 노화 · 암 발증에 이어지는 과산화 물질 등의 유리기(遊離基)를 소거하고, 비타민 E의 항목에서 설명한 갖가지 생리 · 약리 작용을 강화하며 강화의 정도는 비타민 E가 갖는 작용의 50배나 되는 것으로 추정되고 있다.

 셀레늄이 부족하면 동맥경화에 기인한 허혈성 심장질환(협심증, 심근 경색), 암, 노화 촉진, 성적 능력 감퇴, 불임증, 시력 감퇴, 피부 더러움, 탈모, 관절염 등을 초래한다.

 아연은 미각과 후각에 강한 영향을 미치며, 핵산 대사에도 관여하고 있다. 또 인슐린, 펩티다아제, 적혈구 중의 탄산 탈수 효소의 성분이기도 하다. 아연이 부족하면 미각을 잃고, 식욕 부진, 피로, 지능 장해, 정신 분열증, 탈모, 불면증, 불임증, 생리 불순, 임포텐츠, 전립선 장해, 정자 수 감소, 동맥경화증, 당뇨병 등이 생길 수 있다.

 몰리브덴은 크산틴 산화 효소의 성분으로 철의 작용에 협력한다. 부족하면 빈혈, 통풍(요산 대사의 저하에 기인), 남성의 성적 능력 저하, 위암, 식도암을 발생시킨다.

 칼슘과 인은 인산 칼슘의 형태로 뼈와 이 등 경조직의 대부분을 차지하는 성분이다. 따라서 발육에는 반드시 필요한 것이다. 칼슘은 혈액을 알칼리성 경향으로 유지함과 동시에 중추 신경 기능의 이상 흥분(불면, 초조, 동계, 경련, 신경과민), 팔

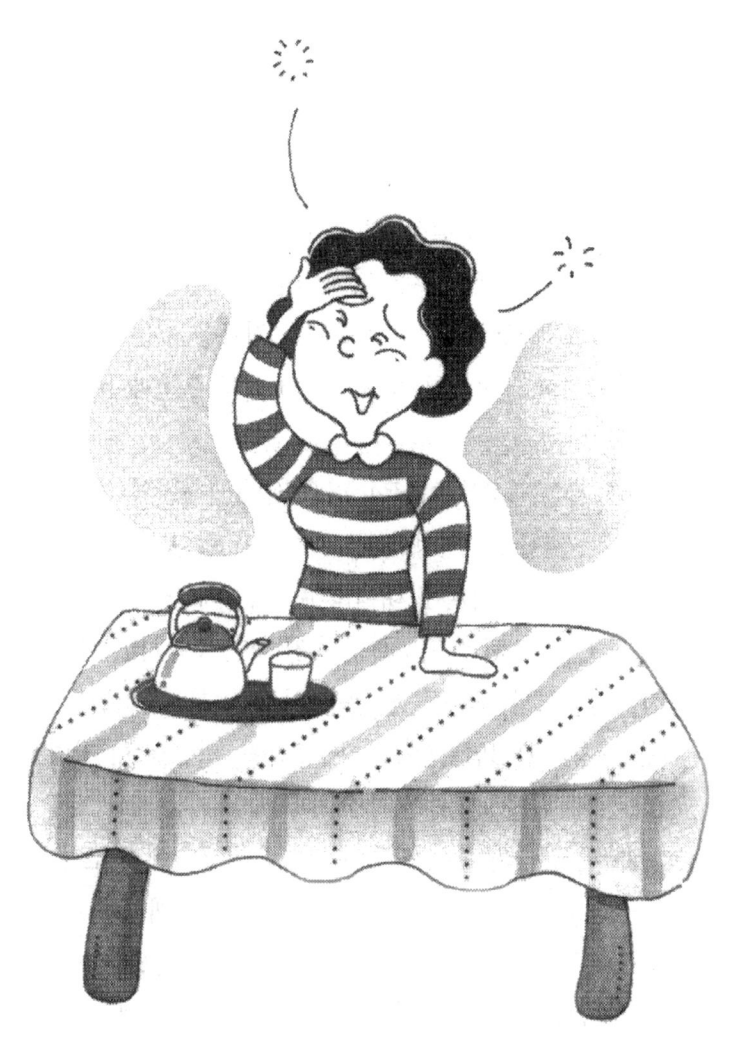

다리 저림을 억제하고, 심장 운동을 조정한다.

인은 칼슘과의 협력 작용 이외에 레시틴, 핵산, 아데노신 산인산(ATP)의 성분으로서 뇌와 간장 등의 생리작용에 영향을 미친다.

철은 혈액의 헤모글로빈(산소를 받아들여서 미오글로빈이 되어 산소를 전신에 운반한다)의 주성분인 동시에 효소의 활성화를 촉진한다. 부족하면 철결핍성 빈혈, 피로, 허약화, 성장의 억제, 중추 신경 기능의 이상(감정의 둔화, 피로, 건망증), 피부색의 악화, 변비, 생리 이상, 성호르몬 장해 등을 초래한다.

구리는 철의 헤모글로빈 형성을 돕는 작용을 하는 이외에 비타민 C의 활성화도 촉진한다. 부족하면 철분 부족과 유사한 증상이 나타난다.

망간은 티록신(갑상선 호르몬), 인슐린, 무코다당체(각 기관 사이를 연결하는 결합조직 형성 물질)의 생성을 돕고, 간장의 효소 작용을 항진시키는 이외에 내이(內耳) 기능에 영향을 미치며, 비타민 B · C, 비오틴의 활성화를 촉진한다. 부족하면 피로, 발육 부전, 뼈의 퇴화, 근무력증, 운동 실조, 평형 감각 부전(현기증, 이명, 난청), 관절염, 알레르기, 불임증, 임포텐츠, 정력 감퇴, 동맥 경화, 위산 · 담즙산 감소증이 된다.

마그네슘은 칼슘의 주요 작용에 협력함과 동시에 경조직 · 연조직을 구성하기도 하고, 각종 효소 반응과 당 대사를 촉진한다. 또 근육의 자극성 흥분을 높이고, 신경의 자극성 흥분을 억제한다. 부족하면 소재감(所在感) 소실, 과민증, 심계 항진, 경련, 소화 불량, 저혈당, 알레르기, 치주염, 심장병, 신장병, 신장결석, 담석 등을 초래한다.

칼륨은 체액과 세포액의 필수 미네랄로, 역시 필수 미네랄인 나트륨과 길항하여 세포 내액의 pH의 유지와 심장, 근육 등의 기능을 조절하는 작용을 한다.

부족하면 근육 마비, 무력증, 장 운동의 저하, 변비, 지각 기능 반사 기능의 저하로 인한 신경 과민, 반신 불수, 심장 발작・부정맥, 방광 마비・확장, 부신 피질 기능의 항진, 고혈압, 당뇨병, 알레르기 등의 증상을 초래한다.

세포막의 주요 구성 물질 레시틴

육식 중심의 식생활을 하는 서구인들 사이에 인기가 높은 서플리먼트(기능성 식품)에 비타민, 레시틴, 프로테인 등이 있는데, 그 중에서도 레시틴이 가장 주목을 받고 있다.

레시틴은 사람 몸의 신체와 세포를 구성하는 중요한 기초 물질이다.

이 레시틴은 일부 한정된 식품(콩, 달걀 등)에만 함유되어 있다. 더구나 그 양은 아주 조금밖에 되지 않는다. '양진화 851'의 원료인 콩은 그 귀중한 레시틴이 다량으로 함유된 식품 가운데 하나이다.

우선 레시틴은 세포막의 주요 구성 물질로서 영양분 흡수, 노폐물의 배설 등과 같이 생명의 기초가 되는 대사에 깊이 관여하고 있다. 세포막에 레시틴 양이 적거나 불필요한 물질이 있으면 모처럼 영양분을 섭취해도 흡수가 잘되지 않으며, 노폐물을 배설하기도 어려워진다. 그렇게 되면 세포의 기능이 저하되고, 우리 신체는 건강을 유지할 수 없게 되는 것이다.

또 레시틴은 기름과 잘 어울리는 특성인 친유성과, 물과 잘 어울리는 특성인 친수성이라는 두 가지 상반되는 특성을 아울러 지니고 있다. 이 가운데 친수성이라는 특성으로 해서 필요한 수분을 적절히 간직하며, 피부 세포의 신진 대사를 높임으로써 미용 효과, 노화 방지에 기여한다.

이 밖에 레시틴은 신경과 뇌, 내분비선을 수복하며, 활력을 회복시키는 역할도 한다.

우리의 신체 속에서 각 기관의 기능을 통제하고 조정하는 것은 신경과 호르몬이다. 신경이 상처를 입거나 해서 충분히 작용하지 못하면 당연히 각 기관에 이상이 생긴다. 이 신경에 있어서 자극 전달의 주역이 되는 것이 레시틴에 함유된 콜린이다. 또 내분비선은 호르몬 등 신체 대사에 꼭 필요한 물질을 생산하고 있으므로, 내분비선이 막히면 호르몬이 순조롭게 분비되지 못하여 신체에는 크고 작은 문제가 생기고 만다. 레시틴은 이 내분비선이 막히지 않도록 부착물을 제거하여 호르몬과 분비물이 원활하게 통과할 수 있게 함으로써 기초 대사가 활발해지도록 한다.

따라서 신경 세포를 활성화하는 작용으로 해서 자율 신경 실조증, 지능의 저하, 노인성 치매, 불면증, 노이로제, 갱년기 장해, 신경 쇠약의 예방에 이어지며, 각종 분비선을 정상으로 유지하는 작용으로 해서 이뇨 효과, 수분 대사, 호르몬 대사의 촉진이 이루어지므로 신장병이나 당뇨병의 예방에도 도움이 되는 것이다. 또한 레시틴에는 유해 콜레스테롤을 배설하는 작용도 함께 지니고 있다.

콜레스테롤에는 고밀도 리포단백질(HDL), 저밀도 리포단백질(LDL) 등이 있는데, 혈관이나 세포막에 달라붙어서 동맥 경화 등의 장해를 일으키는 것은 저밀도 리포단백질 콜레스테롤을 무해한 미분자 상태로 분해하여 혈액에 용해시켜버린다. 그 결과 저밀도 리포단백질 콜레스테롤의 침착을 방지하고, 혈액의 흐름을 원활하게 하는 것이다.

이와 같은 역할은 동맥 경화증을 예방함과 동시에 간장에 콜레스테롤이 축적되는 것을 방지함으로써 간장병도 예방하게 되는 것이다.

또 레시틴은 비타민 E의 흡수를 돕고 상승효과를 가져온다. 비타민 E에 필수 불포화 지방산이 산화되는 것을 방지하는 항(抗)산화 작용이 있다는 것은 앞에서도 설명한 바 있지만, 레시틴은 이 비타민 E를 체내에 효율적으로 침투시키는 특성을 지니고 있으며, 비타민 E쪽에서도 레시틴의 산화를 방지하는 특성을 지니고 있는 것이다.

두 가지를 함께 섭취함으로써 상승효과를 가져오며, 두 성분이 각각 보다 효과적으로 능력을 발휘하기 위해서는 레시틴과 비타민 E의 적절한 조화가 필요하다.

혈액을 정화시키는 사포닌

사포닌은 이름(sapo=비누)이 나타내고 있는 바와 같이 물이나 기름에 잘 녹는 성질(친수성, 친유성)을 가지고 있다. 사포닌의 두드러지게 거품을 잘 일으키는 성분을 통틀어 이르는 말로 콩에 함유되어 있는 독성이 전혀 없는 사포닌이 그 유효성을 인정받고 있다.

사포닌의 작용으로는 체내에 과산화 지질이 생기는 것을 방지하고, 지방의 합성과 흡수를 억제한다. 또 지방의 분해를 촉진하고, 혈액을 정화하며 순환을 원활하게 하는 역할도 담당하고 있다.

이것은 피부를 아름답게 하고, 비만을 예방하며, 또 암과 성인병 및 노화를 예방하는 역할도 한다.

비만을 예방한다는 점에서 살펴보면, 먼저 소장의 영양 흡수 능력을 정상화하는 작용을 들 수 있다.

소장은 알다시피 영양소를 섭취하는 기관인데, 그 내부의 생김새로 말하면, 마치 진공 청소기의 호스처럼 작은 물결 모양의 것이 꾸불거리고 있다. 그 하나하나의 물결 모양을 다시 확대해보면, 짧은 주름살이 잔뜩 모여 있다. 이 주름살이 촘촘한 그물눈을 이루고 있는데, 여기에서 영양소를 섭취하는 것이다. 이 주름살이 크면 그만큼 많은 영양을 흡수하게 되는 셈인데, 살찌는 체질인 사람의 소장은 바로 그렇게 되어 있는 것이다.

콩 사포닌은 이 주름살이 작아지게 하는 작용을 한다. 말하자면 영양의 흡수 능력을 억제해서 살찌지 않는 체질이 되게 하는 것이다.

또 다른 작용으로서는 지방 합성의 호르몬 분비를 정상화하는 것을 들 수 있다.

살이 찌는 현상은 몸 속에 지방이 비정상적으로 축적되어서 일어난다. 살찌는 체질인 사람은 지방 합성 능력이 높다. 그러나 이 능력을 약화시키면 비만은 일어나지 않는 것이다.

지방 합성은 혈액 속의 인슐린에 의하여 이루어지는데, 살찌는 체질인 사람은 이 인슐린의 분비량 등이 많은 것이다. 이것은 자꾸만 먹어서 영양소가 계속 들어오기 때문에 그것을 처리하기 위해 인슐린의 분비가 촉진되기 때문이다.

그래서 지방을 합성하는 작용을 가진 인슐린의 분비를 콩 사포닌으로 제한하면 비만은 일어나지 않게 되는 것이다.

오해를 하지 않도록 덧붙여 두지만, 이것은 인슐린의 분비량을 극도로 제한한다는 것이 아니고, 지나친 분비를 억제하여 정상화한다는 것으로, 인슐린 부족으로 인하여 고혈당 상태가 될 염려는 전혀 없다.

사포닌의 또 한가지 작용으로서 만복(滿腹) 중추의 신경 작용을 정상적으로 기능하게 하는 것을 들 수 있다.

섭식(攝食) 중추는 식욕을 조절하는 신경인데, 여기에는 음식을 섭취하라는 지령을 내리는 식욕 중추와, 이제 그만 먹으라고 지령을 하는 만복 중추가 있다.

살찌는 체질인 사람은 식욕 중추가 왕성하고, 만복 중추는 그다지 기능하지 않는 것이다.

만복 중추의 작용을 조절하는 호르몬의 하나로 부신에서 분비되는 당질 코르티코이드라는 것이 있는데, 이것이 제대로 작용하고 있지 않다는 생각을 할 수 있다. 그래서 자연계에 존재하는 것으로서 같은 구조식을 가진 것이 콩 사포닌이었으므로, 이것으로 시험을 해보니까 만복 중추의 작용이 정상화된다는 사실이 밝혀졌던 것이다.

또 콩 사포닌에 의한 혈액 정화 작용에 대해서도 한 가지 더 덧붙여 둔다.

혈액의 흐름이 좋아진다는 것은 말단 조직에도 영양이 골고루 미친다는 것을 뜻한다. 혈액의 흐름과 빛깔, 그리고 혈액 그 자체가 좋아지면 결과적으로 말초의 영양도 좋아지고, 그에 따라 피부가 되살아난 것같이 좋아지는 것이다.

생명을 지배하는 핵산

핵산은 모든 생물의 세포 속에 있으며, 유전체의 본체로서 세포의 분열, 성장, 에너지 생산 등의 일체를 조절하고 있다. 요컨대 생명의 탄생에서 사멸에 이르는 모든 것을 지배하고 있는 것은 핵산이라고도 할 수 있다.

예컨대 노화 현상을 두고 생각해 보자, 피부, 머리카락, 체력 등 신체에 나타나는 하나하나의 노화 현상은 표면적으로 볼 때 서로 아무런 관계가 없는 것 같지만, 실은 근본적인 부분에서 하나로 이어져 있다. 그 근본적인 부분의 쇠약이 갖가지 노화 현상이 되는 것이다. 거꾸로 말하면, 그 근본적인 부분을 활발하게 해두면 표면으로는 노화 현상이 나타나지 않는다. 그런데 그 근본을 지배하고 있는 것이 바로 핵산인 것이다.

우리의 몸은 세포가 분열함으로써 성장하기도 하고, 신진대사가 행하여지기도 하는데, 이 새로운 세포를 만드는 것이 핵산의 역할이다.

그런데 핵산이 정상이면 정확하게 같은 세포를 만들어낼 수 있지만, 핵산이 변질되어 있으면 불완전한 복제품 밖에 만들어 내지 못한다. 그것은 곧 기능이 저하된 세포가 생기게 된다는 말로서, 이것이 바로 노화인 것이다.

생명의 근원인 핵산도 성장기가 지나면 그 기능이 현저히 저하된다. 그 주요 원인은 체내에서의 핵산 합성 능력이 저하하여 핵산이 부족해지기 때문이다.

그런데 세포에 있어서의 단백질 합성의 주역은 리보 핵산(RNA)이다. 리보 핵산은 일인 이역의 역할을 한다. '운반 리보 핵산'으로 활성화한 아미노산을 또 하나의 '주형(鑄型) 리보 핵산'으로 운반해 가는 것이 한 가지 역할이다. 거기에서 단백질의 대부분이 만들어지는 것이다.

이리하여 자신의 견본 그대로 단백질을 틀에 박아 만들어 내는 것이 또 하나의 리보 핵산인 DNA(디옥시리보)핵산이다.

디옥시리보 핵산은 그 자체가 모형이요, 복제품이다. DNA가 원형이요, 이른바 '유전 정보'의 본원인 것이다.

최근의 분자 생물학에서는 DNA의 본태를 파악하기에 이르렀다. 지구상에 생성된 최초의 생명의 DNA가 오늘날까지 계승되어 있으며, 실 모양의 DNA 분자가 되어 신체의 각 세포속에 간직되어 있는 것이다.

1953년, 미국의 생물학자 왓슨과 영국의 이론물리학자 크릭이 공동으로 밝혀낸 DNA의 입체 구조에 의하면, 생명은 DNA의 나선형 구조에 아데닌(A), 구아닌(G), 시토신(C), 티민(T)의 네 글자로 얽어 놓은 사닥다리와 같은 구조로 되어 있다. 이와 같은 것이 각 세포의 핵에 염색체라는 형태로 간직되어 있는데, 조상으로부터 이어받은 정보, 그리고 장래의 프로그램에 이르기까지의 정보가 1,000권의 대백과 사전에 상당하는 500억 개에 이르는 항목으로 저장되어 있다고 한다.

이 핵산은 종래에는 그다지 중요시되지 않았는데, 그 이유는 호르몬과 마찬가지로 일부러 섭취하지 않아도 체내에서 합성되는 것이기 때문이었다.

그러나 핵산은 분명히 체내에서 합성되기는 하지만 나이를 먹음에 따라서 그 합성 능력은 떨어지고, 세포의 기능이 쇠약해져 몸이 노화되기 시작한다. 그러므로 우리의 몸을 구성하고 있는 세포에 에너지를 부여하며 활성화시키는 핵산을 섭취하는 것은 매우 중요한 일이다.

그런데 DNA가 자신의 복제품을 만들어낸다는 것을 앞에서도 말했지만, 이 DNA가 조금이라도 실수를 한다면 어떻게 될까?

기형인 DNA가 함유된 세포가 생식 세포인 정자나 난자일 경우, 불행하게도 태어나는 아이는 선천성 기형아가 될 수 있다. 기형인 DNA가 생식 세포가 아닌 피부나 간장의 세포였을 경우, 그 불완전한 DNA의 지령에 따라 만들어지는 새로운 피부나 간장의 세포는 역시 불완전한 것이 될 수밖에 없다. 그것은 암 세포와 같이 두드러진 형태로 나타나는 경우도 있지만, 막연한 기능 저하로서 피부나 머리카락의 노화라든가, 간장이나 심장의 쇠약이라는 형태로 많이 나타나게 된다.

또 단백질을 합성함에 있어서도 DNA가 아미노산의 배열 방법을 조금이라도 잘못 지령하면 완전한 단백질은 생기지 못하게 된다. 그 불완전한 단백질은 불완전한 채로 신체의 구성 요소가 된다. 또 DNA의 기능 저하는 단백질 합성 능력의 속도도 떨어뜨린다.

따라서 피부나 머리카락, 혹은 내장의 세포가 변질되거나 상실된 채로 회복되지 않게 되고, 그것은 곧 노화 현상 및 만성 성인병을 일으키는 원인이 된다.

물론 노화 현상이나 만성병의 전부가 핵산의 기능이 저하된 것에만 원인이 있다고는 단언할 수 없다. 그러나 핵산의 능력이 어떤 형태로든 관여하고 있다는 것은 의심할 여지가 없다.

핵산을 적극적으로 섭취함으로써 얻을 수 있는 효과를 몇 가지 더 구체적으로 기술해 둔다.

우선 피부 주름살이 줄어들고 여드름도 없어진다. 또 신체의 모든 세포에 활력을 부여하고, 바이러스에 대한 저항력을 증대시킴으로써 감기에 잘 걸리지 않는다.

또 사람은 나이와 더불어 폐의 기능이 저하되어, 숨쉬기가 힘든 불쾌감을 느끼게 될 뿐만 아니라 신체 세포의 하나하나가 산소 부족을 겪게 되는데, 핵산을 섭취하고 있으면 보다 적은 산소로서도 신체 안의 세포가 충분히 활발한 활동을 유지할 수가 있다.

이 밖에도 혈액 속의 콜레스테롤 값을 내리는 작용을 하여 동맥 경화증의 예방에 효과가 있으며, 그에 따라 허혈성 심장질환(협심증, 심근 경색)의 예방에도 효과가 있다. 그리고 핵산은 인슐린이 감소하여 세포에 영양이 골고루 미치지 못하게 되어 전신이 쇠약해져버리는 당뇨병에도 활력을 부여하는 효과를 가져온다.

'양진화 851'의 핵산은 아미노산과 마찬가지로 바이오테크놀러지의 조작을 거친 것이기 때문에 보다 더 큰 기능을 발휘하는 것으로 짐작되고 있다.

비피두스균을 증식시키는 올리고당

올리고당은 자연계에 미량밖에 존재하지 않는 당의 일종으로, '올리고'는 '희소한, 드문'이라는 의미이다.

열과 산에 두루 강한 특질을 지니고 있으며, 용도도 광범위해서 크게 주목을 받고 있다.

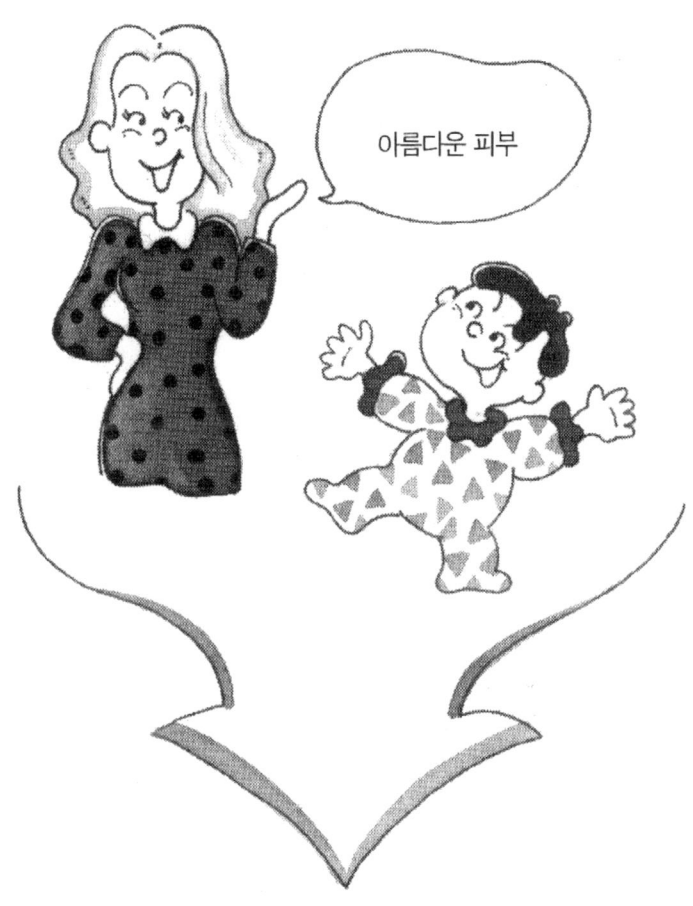

비피두스균

주로 장내에 있는 비피두스균의 먹이가 되어서 비피두스균을 증식시키는 유효한 작용을 한다.

여기서 비피두스균에 대해서도 간단히 설명해 두기로 한다.

첨가물 투성이인 음식, 스트레스, 과로, 약물 과용 등 현대의 생활 환경은 장내 세균의 밸런스에도 나쁜 영향을 미치고 있다. 대개의 경우, 종래의 유효균인 비피두스균이 감소되고, 그로 인해 몸의 컨디션이 이상해지거나 노화 현상이 나타난다.

특히 노년기에 접어들면 비피두스균이 감소되고, 유해균의 대표격인 웰시균이 증가한다. 그런 상태가 오래 지속되고 체내에서 유해 물질이 만들어져서 대장암, 소화 기관 암, 또는 성인 병을 일으키게 되는 것이다.

갓난아기들의 피부는 결이 곱고 아름다운데, 이것은 아기들의 장 내에 잔뜩 있는 비피두스균이 적잖은 기여를 하고 있는 것으로 생각되고 있다. 따라서 장 내를 깨끗하게 하는 일이 아름다운 피부를 유지하는 비결로 이어지는 것이다.

비피두스균이 장내에서 우세한 번식을 유지했을 경우의 이점으로는 유해균을 무찌른다는 것이다.

대장균이나 웰시균 등의 유해균은 장내 부패의 원인이 되기도 하고, 독소나 발암 물질을 만들기도 하는데, 비피두스균은 이들을 무찌른다.

비피두스균은 유기산을 만들어내기 때문에 장의 연동이

활발해지며, 외부에서 들어온 병원균의 증식을 방지한다. 동시에 단백질의 소화흡수를 촉진한다. 뿐만아니라, 비타민 B_1, B_6, B_{12}, 엽산, 니코틴산 등의 비타민 B군을 생산하여 숙주인 사람에게 보급해 주기도 하고 면역력을 부여하며, 항암작용도 한다.

한편 유해균이 장 내에서 증식하면 설사, 변비, 간장 장해, 감염증에 대한 저항력의 감소, 고혈압, 여드름, 피부가 거칠어지고 대장암의 원인이 되기도 하며, 노화를 촉진한다.

요컨대 올리고당을 적당히 섭취하여 장 내에 비피두스균이 불어나게 해주면 이상과 같은 유해균으로 인한 해악 작용을 예방할 수가 있는 것이다.

이상에 기술한 각 성분의 유용한 작용을 항목별로 간추려 그 섭식(攝食) 효과 특히 예방 효과를 정리한 것이 〈표5〉이다.

제5장 '양진화 851'의 놀라운 힘

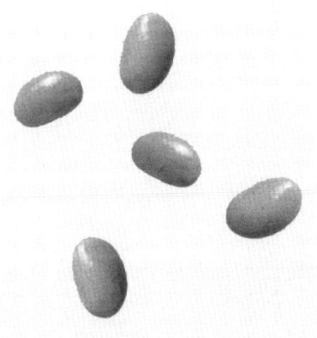

1. 만능 치료꾼 '양진화 851'

'양진화 851'의 전 임상 약리 시험 결과

제2장에서 안전성 시험 결과 및 약간의 임상 성적을 기술하였고, 제4장에서는 여러 가지 유익 성분에 대하여 지금까지 판명된 효능 및 효과를 정리하였다. 제5장에서는 그러한 것들이 인간에게 적용되기 전에 어떠한 작용을 나타내는지를 계통적으로 조사한 결과를 기술하기로 한다. 전문용어로는 유효성에 대한 '전 임상 약리 시험'이라 한다.

암에 대하여

1990년 6월, 홍콩과 중국계 미국인 생물과학회 제3회 국제 심포지엄에서 공표한 바에 의하면 암 세포 억제에 효과가 있는 것으로 나타났다.

① 시험관 내 실험 - MGC 80 -3 세포의 악성(위샘암) 증식

작용의 억제·유도 분화 효과(중국·의학과학원 종양 연구소 공표)
a. 세포 내 알칼리성 포스파타아제 활성을 저하시킴으로써 원래부터 있는 미세한 구조의 악성 특징을 소멸시킨다.
b. 암 세포 고유의 종양 형성 능력을 소멸시킨다.
c. 위암 세포의 악성 특징을 변화시키고, 역전 현상을 발생시킨다.

② 간암 세포 복강 내 이식 생쥐의 암 세포 증식 작용의 억제 효과를 나타낸다.

(중국·미국 등의 특허, 일본 등의 공개 특허 공표)

- 하루에 10mg/kg을 1주일 동안 투여한바, 암 종양 증식을 억제함.

③ 생쥐 돌연변이체의 우레탄에 의한 폐암 형성 작용의 억제 효과가 있다.

- 암의 수는 정지(靜止) 암 그룹의 약 3분의 1로, 발암 생쥐의 평균은 2분의 1인 점 등으로 보아, 폐암 형성을 현저히 억제하고 증상도 경감되었다.

④ 생체 내 실험 - 위암 FFGC 세포 등의 증식 작용의 억제와 사멸 효과

- 각각의 암 세포의 증식은 억제되고, 24~72시간 안에 사멸했다.

조직 단백 합성 촉진에 대하여

흰쥐의 십이지장 단백, 간장 단백, 혈청 단백, 뇌 단백 합성 촉진 효과(푸젠성 중약(中藥)연구소).

3H - 티로신을 먹이에 첨가하여, 생쥐에게 하루 4ml씩 투여하고 조사한바, 3H - 티로신 방사능의 십이지장, 간장, 혈청 및 뇌 단백에의 흡수가 눈에 띄게 높았음(사람에게 투여하여 조사한바, 혈청 단백 및 알부민 레벨이 증가하는 경향이 인정되었음).

항노화(抗老化)에 대하여

① 생쥐 간장 과산화지질(말론알데히드 생성물량) 생성 억제 시험
 a. 비타민 E 결핍 그룹
 b. 비타민 E 보족 그룹
 c. 투여 그룹

-하루 2ml씩으로 12일 동안 조사한바, c그룹은 a그룹의 약 2.70배, b그룹의 약 1.15배 과산화지질 생성을 억제하였다.

② 사람 혈청 과산화 지질 생성 억제 시험(푸젠 새너토리엄에서 22, 21케이스에 8~12일 동안 투여하여 행함)

- 투여 그룹은 45.8% 억제한 데에 대하여 대조 그룹은 3.5%에 지나지 않았다.

이 항노화 작용에 대해서는 《인민일보》1987년 해외판에서, 미국에서도 높은 평가를 얻고 있다고 보도한 바 있다.

이상의 전임상 약리 시험의 유효성 결과 및 제4장에서 기술한 '양진화 851'에 함유된 여러 가지 유익 성분의 현재까지 인정된 효능·효과에 비추어서, 양진화 교수는 '양진화 851'을 인체에 적용시켰을 경우, 다음과 같은 작용을 나타낼 것으로 생각하였다.

① 인체 내에서 생성되거나 섭취한 과산화물, 과산화 지질에 작용하여 그것을 환원시킴으로써 세포막, 동맥 내벽 및 중추 신경 계통에 대한 저해 작용을 억제한다. 효소 단백의 분해 및 변형을 줄인다.
② 단백의 조직 합성, 세포의 신진 대사, 효소의 활성화에 의하여 생리 기능을 높인다.
③ 면역 반응을 항진시킴으로써 화학 요법, 방사선 요법을 병용했을 때 부작용을 경감시키고, 식욕을 증진시키며, 백혈구의 감소를 저지하여 약제 투여를 감소시킨다. 또 말기 암 증상을 완화하고, 정신 상태를 안정시키며, 격통을 억제한다.
④ 반대로 인체 내에서는 신진 대사의 과정에서 쉴 새 없이 단백의 산화 파괴가 일어남으로 해서 비정상적인 단백이 생성되어 면역 반응이 항진(자기 면역 반응) 되었을 때 이를 억제한다(이것은 항산화 효소가 증가하는 효과로, 면역 반응과 세포=단백=의 산화를 억제하기 때문으로 생각된다).
⑤ 내분비, 중추 신경 계통의 조절 효과가 있다.

⑥ 소화 기능을 좋게 한다. 소화성 궤양·만성 위염·결장염에 수반된 동통, 만복감 등을 경감하고, 소화 기능을 회복하고 식욕을 증진시킨다.

이상의 작용에 대해서는 다음에 열거하는 임상 성적에 나타나 있는 바와 같이 필자가 말하는 '플러스성' 질병에서 마이너스성 질병에 이르기까지 '양진화 851'이 유효하다는 설에 밀접하게 결부되는 것으로 생각되기 때문에 나중에 상세히 기술하기로 한다.

또 양진화 교수는 최근 연구에서 '양진화 851'의 성분 가운데 새로운 강장성 성분을 발견하고, 그 화학 구조도 해명하고 있다. 또 미량이기는 하지만, 제암(制癌)성분도 발견되었다.

또 '양진화 851'이 내장하고 있는 플러스 알파 효과는 '양진화 851'의 소독 공정에서 851균의 활성이 일단 가면(假眠), 가사 상태가 되었다가, 다시 입 안이나 소화 기관에서 활력을 얻게 됨으로써 효과를 나타낸다. 아마도 이것은 바이오테크놀로지 조작에 의한 미지의 대사 유효 성분이 활성화되는 것으로도 생각되고 있다.

'양진화 851'은 암 세포를 식별한다.

말기 암 환자가 '양진화 851'을 복용하기 시작하여 수일 만에 체력이 회복되고, 결국 완치되었다.

이러한 사례는 숱하게 많다.

'양진화 851'의 큰 매력은 바로 이 '수일 동안에' 나타나는 효과에 있다. 이것은 종래의 부작용을 수반하는 즉효성과는 전혀 다르다.

보통은 약효가 강할수록 인체에 악영향을 미치는 경우가 많았다. 예컨대 제암제 같은 것은 암 세포를 죽이기도 하지만 정상 세포까지도 죽이는 위험성을 내포하고 있었다.

그러나 '양진화 851'에는 '암 세포와 정상 세포를 식별하는 능력'이 있는지, 아니면 정상 세포에 활력을 부여하기 때문인지, 부작용이 없이 빠른 시일 내에 질병을 고친다는 것이다.

기초 실험 결과에 의하면, '양진화 851'에는 불과 24~48시간 이내에 암 세포를 억제할 수 있는 기능성이 있음이 증명되었다.

빠르게 반응하기 때문에 말기 암 환자에게도 불과 수일 만에 효과가 나타나게 되는 것이리라.

'양진화 851'의 노화 진행 억제 메커니즘

'양진화 851'은 말기 암 환자의 증상도 수일 또는 수주일 내에 치료하는 효과가 있음이 입증되었다. 동시에 노인의 질병에도 위력을 발휘해서, 거의 단념하기 시작하였던 가족들이 연로한 환자의 빠른 회복에 놀랐다는 사례도 많다.

이것은 '양진화 851'에는 앞서 말한 여러 효과의 결과로서 나타나게 되는 노화 방지 효과가 작용하기 때문으로 간주된다.

'양진화 851'이 지닌 노화 방지 메커니즘은 인간의 대뇌 중추 신경을 조절하기 때문으로 생각된다. '뇌의 기능과 중추 신경이 정상적으로 작용하고 있을 때에는 신체의 어느 부분에 장해가 발생해도 자동적으로 회복이 가능해진다. '양진화 851'을 투여하면 먼저 중추 신경이 정상이 된다. 그에 따라 체내의 장해 부분이 반응을 하고 24~48시간 이내에 다소간의 호전 반응을 보이게 되는 것이다.

플러스(+)성·마이너스(-)성 질병에 두루 유효

다시 한번 플러스성 질병과 마이너스성 질병을 열거한 앞의 〈그림1〉을 보아 주기 바란다. 그리고 이 질병들로 인한 혈액의 변화를 살펴보기로 하자.

플러스성 질병 쪽은 적혈구가 많아지는 경향이 강하다. 특히 지나치게 비만인 사람에게는 적혈구 증가량이 많다. 또 고혈압증, 고요산혈증(高尿酸血症), 고지혈증, 고혈당 등의 경향도 많이 나타난다.

또 다음의 마이너스성 질병과의 중간이 될지도 모르지만, 간장 기능이나 신장 기능의 약화 인자나 암 세포·암성(癌性) 인자가 출현한다.

이상은 각각 비중이 큰 쪽의 병태로 진전한다. 특히 플러스성 질병 쪽은 병적 동맥 경화도 악화되어 있다. 체질적으로는 강건형, 강건피로형인 사람에게 많은데 허약보강형인 사람에게도 있을 수 있다.

반대로 마이너스성 질병 쪽은 적혈구가 적어져서 나타나는 빈혈이나 저혈압, 저혈당, 내분비 기능 저하 인자나 알레르기 인자 등이 있다.

체질적으로는 허약형, 허약보강형인 사람에게 많은데, 강건형인 사람이라도 과로 등으로 인해 극도도 체력이 소모되었을 경우라든가 노령자에게 흔히 나타난다.

이상의 어느 경우에나 혈액의 악화 상태가 나타나고, 〈표 1〉에 열거한 유해 성분도 많아지며 혈류·혈액은 정체되어 있기 때문에, 병태화한 조직·기관에의 혈액 공급이 원활하지 못해 산소, 영양물의 운반과 노폐물의 회수가 정체됨으로서 병은 점점 더 깊어진다. 또 다른 질병도 잇달아 발생한다. 그리하여 그림 속의 촉발 증상은 물론이요, 병발 증상이 나타나게 된다.

여기에 '양진화 851'이 공급되면 플러스성 질병과 마이너스성 질병이 두루 호전되기에 이른다. 즉, 흡수·이용되기 쉽게 되어 있는 '양진화 851'의 유익 성분과 플러스 알파 성분이 영향을 미치고, 기능성 식품의 제삼의 기능 및 '양진화 851'의 작용 항목에서 기술한 활성 작용이 효과를 발휘하여 혈액이 정화되고, 아나가서는 혈루·혈행이 좋아지기 때문이다.

나이가 들고 노화하는 데에 따른 생리적 동맥 경화는 인간

수명의 한 현상이므로 어쩔 수 없는 일이지만, 이 경우에도 '양진화 851'이 작용하여 그런 형상의 진행을 지연시킴으로써 상태를 약화시켜 준다.

2. '양진화 851'의 만성 질환 치료 효과

성인병 치료에 탁월한 효과가 있다.

베이징 병원, 푸젠(Fujian) 의대 병원 및 푸젠성 매광 요양원에서 다루어진 병중의 예를 소개한다.

먼저 앞서 기술한 작용 ①~⑥에 따라 질환별로 정리하면 다음과 같이 된다.

① 성인병 A로서, 심근경색, 심장병, 뇌동맥 경화, 뇌졸중
② 성인병 B로서, 간염, 간경변 5(푸젠 병원), 신장염, 당뇨병
③ 암으로서, 뇌종양, 비암(鼻癌), 폐암 4+1(베이징 병원), 유암, 위암, 췌장암, 간암 1+1(푸젠 병원), 난소암, 백혈병 2
④ 알레르기 질환, 신경 질환, 근육 질환, 관절 질환, 자기 면역 질환으로서, 만성 기관지염, 류머티즘성 관절염, 혈관염, 요추(腰椎) 비대 · 좌측 좌골통
⑤ 부정수소(不定愁訴) · 심신증(心身症) 증후군, 부인증으로

서 갱년기 장해

⑥ 소화성 궤양·위장 질환으로서, 만성 위염, 유문부 궤양, 과민성 위장 장해

이상의 분류에 따라 임상 사례를 들어 나가기로 한다. 그런데 여기서 사용된 '양진화 851'의 농도는 일본에서 시판되고 있는 것의 2분의 1이라는 점을 염두에 두고 읽어 주기 바란다. 다음에 표시된 ①~⑥은 앞서 기술한 질환을 나타낸다.

급성 심근 경색 | 남성, 56세 |

급성 심근 경색으로 입원하였다.

자각 증상으로서 앞가슴 부분이 꽉 죄는 듯한 느낌, 팔다리의 탈력감을 호소하였고 안색도 창백했으며 식은땀도 흘렸다.

혈관 확장제와 세포 영양물을 투여하였으나 증상은 호전되지 않았다. 여전히 위험한 상태가 계속되었다.

'양진화 851' 복용.

72시간 후에 가슴을 꽉 죄는 듯한 느낌이 완화되고, 서서히 팔다리의 탈력감도 사라지기 시작하였다. 침대 위에서 움직일 수도 있게 되었다.

나중에는 몸을 일으켜 일어서기도 하고, 돌아눕는 것도 가능해졌다. 건조하던 변의 상태도 좋아지고, 혈액 속의 각 효

소의 값도 현저히 회복세로 돌아섰다.

뇌동맥 다발성(多發性) 경화증 | 남성, 37세 |

소뇌가 주요 환부임.

보행은 버마재비와 같은 걸음걸이였으며 양손의 떨림이 있었다. 아텐(파킨슨 증후군 치료제, 염산 트리헥시페니딜:레딜리)의 복용으로 양손의 떨림을 억제하고 있었다.

입원 후 아텐 복용을 중지하고 '양진화 851'을 복용하였다. 이로써 아텐과 같은 효과를 얻을 수가 있었다.

요추(腰椎) 비대와 좌측 좌골 신경통 | 남성, 57세 |

10년 전부터 허리 아랫부분에 욱신거리는 통증이 있었는데, 그것이 악화되어 왼쪽 다리에까지 번졌다.

300미터 이상 걸으면 증상이 더욱 나빠져서 걷기 힘들고, 업무와 생활면에 미치는 영향이 크다. 또 상복부에 쓰라린 통증이 느껴지고, 위액이 치밀어 오르기도 하며, 소변을 배설한 후에는 요도에 따끔거리는 통증이 있고 점액이 수반되었다.

검사에 의하여 요추 비대 및 좌측 좌골신경통으로 진단되었다. 바륨으로 투시한바 십이지장에 음영이 찍혔다. 직장 진찰을 행한바 전립선 비대로 판명되었다.

입원 후는 '양진화 851' 복용과 병행하여 수중 초음파 요법을 시행하였다.

1주일 후에는 상복부의 통증이 없어지고, 제산제를 투여할 필요가 없어졌다.

한 달 후에 다시 바륨 투시를 하였는데 십이지장의 환부는 좋아졌으며, 압통(壓痛)도 사라졌다. 또 하복부와 왼쪽 다리의 통증도 서서히 가벼워졌고 15일 후에는 통증이 사라지고, 바깥 출입도 할 수 있게 되었다. 통증이 다시 재발하는 일도 없어졌다.

이십 일 후에는 요도의 통증이 없어지고, 소변을 배설한 후의 점액 역시 없어졌다.

갱년기 장해로 인한 여러 증상 | 여성, 55세 |

시의심(猜疑心)이 강하고, 정서 불안정, 불면증, 때로는 환시(幻視)가 있었다. 그런 일들로 해서 가족 및 이웃 사람들과의 말다툼이 그치지 않았다.

'양진화 851' 2,500ml를 복용한 후 그전까지 있었던 정신 상태의 기본적인 이상이 사라지고, 식욕이 회복되고, 불면증도 개선되었다. 그에 따라 집안 일·외출 등도 스스로 할 수 있게 되었고 이웃과의 관계도 정상화되었다.

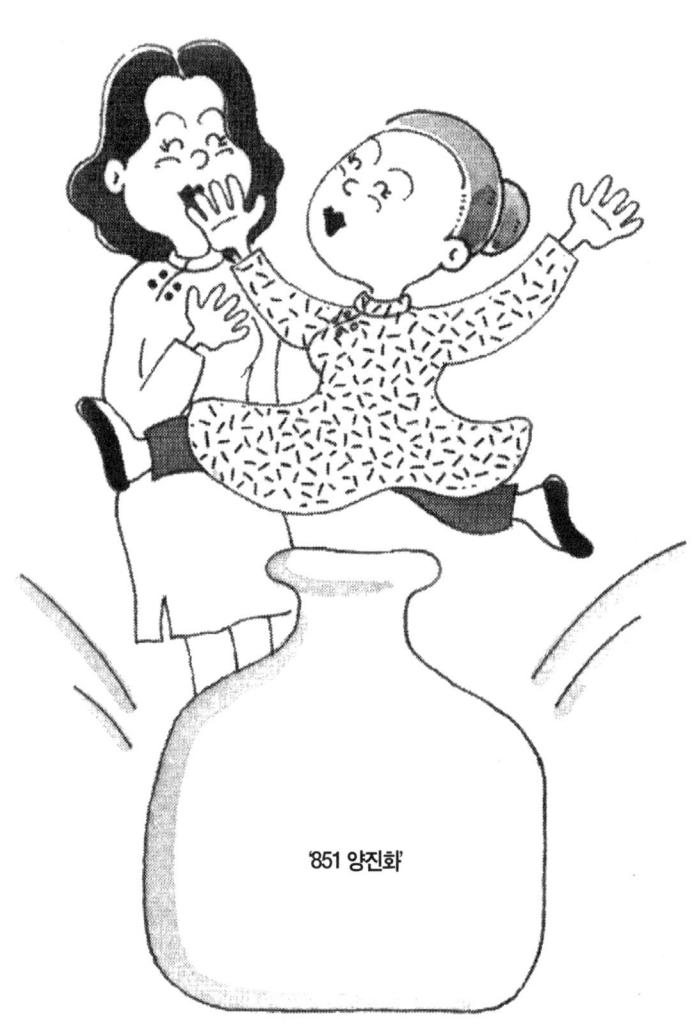
'851 양진화'

간염 | 여성, 54세 |

간염 바이러스에 감염.

이미 다른 병원에서 사십 일 동안 치료하고 퇴원하였는데도 간장 기능은 정상화되지 않고, 식욕도 없다. 숙면을 하지 못하고, 팔 다리의 탈력감을 느끼고 있었다. 또 헤모글로빈은 8g으로 떨어져 있었다.(정상 값 : 남성 14~18g/dl. 여성 12~16g/dl), 목 부분과 양손에 떨림이 있어 업무를 계속할 수 있는 상태가 못 되었다.

'양진화 851' 다섯 병을 복용한 후 검사 하였더니 간장 기능이 정상화되었고, 헤모글로빈은 12g으로 올랐으며, 떨림도 사라졌다. 또 안색도 붉은 기운이 돌고, 수면도 깊어졌다. 식욕도 불어나고 체력이 붙어서 업무를 볼 수 있을 정도로까지 회복되었다.

간경변

초기 간암의 증상을 보이는 한명의 환자를 포함한 여섯 명의 환자임.

종래의 치료법으로는 치료가 불가능한 상태였다.

'양진화 851'을 모든 환자에게 복용시켰더니 다음과 같은 결과가 나왔다.

부작용은 없었다.

체력 회복, 식욕 증가를 볼 수 있었다. 또 복부 팽창이 진정되고, 변의 배설 양이 증가하였다. 어떤 환자는 복수가 진정되기도 했다.

림프구가 35퍼센트에서 50퍼센트로, 33퍼센트에서 52퍼센트로 증가하였다. 알부민이 3.38g에서 4.39g으로 증가하는 등 모든 증상이 개선되었다.

사구체 신염(絲球體腎炎) | 남성, 11세 |

2년 남짓 앓아서 온몸에 부종이 있었다. 소변 검사에서는 단백(+2), 적혈구(+1), 헤모글로빈 6g, 갖가지 치료법을 동원했으나 병상은 좋아지지 않고, 한방약 요법도 효과가 나타나지 않았다.

'양진화 851'을 50ml씩 1일 3회 복용.

2주일 후에는 부종이 없어지고, 수분이 줄어들었기 때문에 체중도 2kg감소하였다. 식욕도 불어나고, 정신 상태도 안정되었다. 소변 검사 결과도 정상화되었고, 헤모글로빈은 11g으로 올랐다.

당뇨병 | 남성, 52세 |

심한 쇼크와 스트레스로 당뇨병 증상이 나타나기 시작했다. 다리가 붓기 시작하고, 서서히 보행 장해를 일으키기 시작했다.

본인은 명현(瞑眩) 반응이라 생각하고 진정되기를 기다렸으나 증상은 개선되지 않고, 마침내 다리가 저리고 감각이 둔해졌으며, 경화성(硬化性) 부종과 때때로 일어나는 경련 발작이 계속되었다.

발바닥에 발적(發赤)이 일어나서, 2~3일 만에 궤양이 되더니 회사 상태로 되어 외과적 요법으로 치유하였다.

채혈을 싫어해서 당뇨병에서 신장 기능 저하로 향한 진행의 발견이 늦어졌다. 또 다리에 임파 마사지를 강력하게 시술한 결과 전신 부종, 핍뇨(乏尿)에 이르러, 신장 투석(透析)을 받아야만 할 상황에 가까워지고 있었다.

'양진화 851' 50ml를 아침저녁으로 2번 복용, 그 밖에 핵산액 하루 3~5ml, 이뇨제, 서플리먼트 등을 병용함. 또 진공정혈(精血) 치료, 세리스톤 요법, 플라스마 요법도 시행.

'양진화 851' 복용 후 20일째부터 효과가 나기 시작하였다. 복용 전에는 혈액 검사를 위해 채취한 혈액의 응고가 심해서 검사가 불가능한 상태였으나, 복용 시작 한 달 후 개선되어 혈당 값은 151로 되었다. 2주일 후에는 97이 되었다.

또 난청도 해결되었다. 다리의 경화성 부종도 감퇴하고, 보행의 불편함도 없어졌으며, 배뇨와 배변도 정상이 되었다. 3개월 동안 거의 침대 위에서의 생활하였으나 '양진화 851' 복용 후 1개월경부터 침대를 떠날 수가 있게 되었고, 나날이 원기를 회복하고 있다.

암 치료의 새로운 길 터준 '양진화 851'

③에 대해서는 암 치료에 있어서 '양진화 851'이 종래의 화학요법에 의한 부작용과 갖가지 문제를 해결하고 있음을 보여 주고 있다.

'양진화 851'은 화학 요법, 방사선 요법으로 인한 부작용을 경감한다. 백혈구의 감소를 방지한다는 점 등이 그러하다.

뇌종양 | 여성, 36세 |

한방약과 '양진화 851'을 병용하였다.

'양진화 851' 복용 후에는 식욕이 증진되어 체중도 2.5kg 증가하였다. 또 그에 수반하여 정신 상태도 개선되어 태극권, 산책 등의 운동도 할 수 있게 되었다.

비암(鼻癌) | 남성, 56세 |

말기 비암 환자로 음식을 먹을 수 없었고 통증이 심했다.

'양진화 851' 20병을 복용하는 동시에 '양진화 851'의 점비(点鼻)도 행한 후 통증이 가벼워지고, 끼니마다 250g의 음식을 먹을 수 있게 되었다. 또 환부의 피부 색깔도 원래의 색깔로 회복되었다.

폐암 | 남성, 66세 |

수술 기회를 놓치고 한방약 치료를 행하고 있었다. 환자는 저체온으로 항상 토혈이 있었다.

'양진화 851' 4병을 복용한 후 체온은 정상으로 돌아오고, 토혈도 멈추었다. 또 식사량이 늘어나고, 정신 상태도 이전에 비하여 안정되었다. 나아가 활력도 생겨서 실외를 산책할 수 있게 되었다.

폐암(좌) | 남성, 70세 |

절제 수술을 할 수 없는 상태였다. 기침을 많이 하고 신체 쇠약도 심한 상태였다.

'양진화 851'을 14병 복용 후 기침이 줄고, 식욕도 돌아오고 정신 상태도 좋아지기 시작하였다.

폐암(우하) | 남성, 70세 |

검사에 의하여 우하 폐에 가로세로 7센티미터 크기의 종양이 발견되어, 우하 폐암으로 진단되었다. 이미 수술이 불가능한 상태에 와 있었다.

방사선 요법과 3번의 화학 요법을 행하였다. 그러나 방사선 요법으로 인한 폐렴이 병발되어 항상 기침을 하고, 천명(喘鳴)이 두드러졌다.

'양진화 851'을 복용.

1병을 마신 시점에서 호흡 곤란이 개선되고 식욕이 돌아오기 시작하여, 정신 상태도 좋아지기 시작하였다.

폐암(좌) 횡경막 임파선 전이 | 남성, 66세 |

기관지경을 이용한 생체 병리 검사 결과 편평 상피암(扁平上皮癌)으로 진단되었으나, 이미 절제 수술의 기회를 놓치고 있었다.

화학 요법으로서 '139'를 1,000ml 복용하였으나 효과는 없었고, 천명감(喘鳴感)이 있으며, 똑바로 누워서 잘 수도 없었다. 또 움직이면 현저히 호흡이 곤란해지고, 식욕도 없으며 숙면을 취할 수가 없었다.

'양진화 851' 복용.

3일 안에 두통, 다리 통증, 흉통이 나타나고, 호흡이 빨라지면서 천명을 수반한 쌕쌕, 하는 소리를 냈다.

3일 후, 큰 기침과 함께 지름 1센티미터의 주황색 경단 모양의 물질을 토해 냈다. 이 토출물은 10개 남짓 되었다. 그 기침 이후 호흡 상태가 좋아지고 천명도 없어졌다.

4일 후에는 바로 누울 수 있게 되었다. 통증도 사라져서 옥외에서의 활동이 가능하게 되었다.

현재 성립(省立) 종류(腫瘤) 의원에서 화학 요법을 행하고 있으나 부작용은 가볍다. 같은 병실에 있는 환자들은 화학요법에 수반되는 인체에의 부작용이 극도로 나타나 있어서 화학 요법을 계속 할 수 없는 상태이다. 그러나 이 환자는 그 환자들과는 달리 부작용이 가벼운 것이 특징이다.

또 혈액 속의 적혈구, 백혈구, 혈소판 등의 값이 안정되고, 식욕도 나서 체중도 불어났으며 혈색도 좋아졌다.

지금까지의 '양진화 851' 복용 양은 20병이다.

폐암 심막액(心膜液) 전이

'양진화 851' 복용 후 복수 600ml이상이 100ml로 감소하고, 흐린 빛이 투명하게 됨과 동시에 체력이 회복되기 시작하였다. 또 백혈구는 1,900에서 8,800으로, 헤모글로빈은 4g에서 9g으로 증가하였다.

유암(좌) | 여성, 51세 |

1년 전에 수술하였으나, 왼쪽 가슴에 동통이 있고 다리에 부종이 나타나 다시 입원하였다. 화학 요법을 시행함과 동시에 '양진화 851'의 내복을 병용하였다.

화학 요법의 부작용은 가볍고 구토, 기분의 불쾌감도 없어졌으며, 백혈구 수의 감소도 볼 수 없었다.

이윽고 왼쪽 가슴의 동통, 다리의 부종이 사라지고, 정신 상태도 좋아졌다.

위암 | 여성, 49세 |

변은 콜타르상, 헤모글로빈은 6.2g으로 수술에 견딜 수 있는 상태가 못 되었다.

'양진화 851' 2병 복용 후 대변이 정상으로, 6병 복용 후에는 헤모글로빈이 9g으로 상승했으므로 즉시 절제 수술을 시행할 수 있었다.

수술 후의 창상의 접합은 양호하고, 신체의 회복도 빨라서 헤모글로빈은 10g이 되었다.

췌장암 말기 | 여성 |

절개 수술을 행하였으나 이미 절제할 수 있는 상태가 아님을 알게 되었다.

'양진화 851' 8병 복용 후 만복감이 가벼워지고 결국 소실되었으며 동통도 가벼워졌다.

간암 말기 | 여성, 52세 |

간장이 비대함과 동시에 환부에 통증이 있었다. 최저 체온이 38도로, 식사량이 적어서 하루의 섭취량이 50g도 채 못 되었다. 또 전신에 탈력감이 있고 정신 상태도 불안정하며, 지나치게 말랐다. GPT 53단위였다.

'양진화 851' 3,500ml 복용.

환부의 통증과 부어 오른 느낌이 완화되고, 정신 상태도 좋아져서 팔다리에 힘이 나기 시작하였다.

체온이 37도로 내려가고, 주식도 100g이상 섭취하게 되고, 과일도 먹기 시작하였다. 또 GPT도 35단위로 감소하였다.

난소암 | 여성 |

수술한 지 2개월 후 화학 요법 치료로 인한 부작용으로 탈력감, 현기증, 손발 부종, 저체온 등의 증상이 나타났다. 또 백혈구가 2,000/으로 저하하였으므로 화학 요법을 중지하였다.

3개월 후 '양진화 851'을 복용하기 시작함.

8병째부터 탈력감이 없어지고 정신 상태도 안정되었다. 또 체온도 개선되고 손발의 부종도 없어졌으며, 하루에 섭취하는 음식의 양도 약 500g으로 불어났다. 백혈구도 4,000/으로 상승하였다.

백혈병 | 남성, 45세 |

화학 요법은 행하지 않았다. 식욕이 없고 전체적으로 이상이 있었으며, 헤모글로빈은 4g/dl, 백혈구 1,000/, 혈소판 30,000/.

'양진화 851' 복용 후 식욕이 불어나고, 정신 상태도 안정되기 시작하였다. 헤모글로빈 5g/dl, 백혈구 1,700/이 되었다.

급성 림프 백혈병 | 남성, 9세 |

갖가지 약으로 화학 요법을 행하였으나 헤모글로빈 2.5g으로 저하, 혈소판은 20,000으로 저하, 전신에 부종이 발증하여 화학 요법을 계속할 수가 없어졌다.

'양진화 851'을 1,000ml 복용.

그 후에 헤모글로빈은 5g으로, 혈소판은 60,000으로 올라갔다. 또 소변량도 불어나고 복수는 없어졌다. 나아가서 식욕이 증진하고 움직일 수도 있게 되었다.

'양진화 851'은 류머티즘과 천식에도 효과 있다.

④의 효과 대하여, 중복되는 부분도 있지만 기술해 둔다.

인체에 있어서의 신진 대사 과정에서는 끊임없이 단백질의 산화 파괴가 일어나고 있다. 비정상적인 단백질이 생성되면 그 자체가 면역 반응을 일으켜서 질병을 야기시킨다. 예컨대 류머티즘성 관절염, 천식 등이 그것이다.

'양진화 851'에는 항산화 효소를 증가시키는 효과가 있어서, 면역 반응과 세포의 산화를 억제한다. 그러므로 통증을 완화하고 부종을 없애며, 기침이나 헐떡거림을 멈추는 작용을 한다.

요컨대 '양진화 851'은 알레르기 질환, 신경·근육·관절 면역 질환에도 효과가 있다는 것이 증명된 것이다.

만성 기관지염 | 남성, 57세 |

지난 10년 동안 겨울만 되면 발작이 일어났다. 돌발성 기침과 염증으로 인한 가래가 나오고, 신체에 전체적으로 무력감이 있어 곧잘 피로해지며 원기가 없고 식욕도 없었다. 또 정신 상태는 불안정하고 식사량도 적으며, 가슴이 우묵하게 들어가고, 폐에서는 건조한 소리와 축축한 소리가 들렸다. 백혈구는 3,300/ 혈소판은 98,000/으로 만성 질환으로 진단되었다.

대증(對症) 치료로서 약물 투여, 물리 요법, 침술 치료를 행하였으나 병상은 좋아지지 않았다.

1개월 후에 '양진화 851'으로 전환, 1회에 100ml, 하루에 2회씩 복용하기 시작하였다.

1주일 후에 증상이 좋아지고, 30일간 복용으로 만성 기관지염의 증상이 없어졌다. 또 정신 상태도 안정되고, 체중도 2kg 증가하였다. 백혈구 5,000/ 혈소판 130,000/으로 상승하여, 퇴원하였다.

류머티즘성 관절염

남성, 45세 팔다리 관절의 부기와 통증이 4년 동안 계속되었으며, 증상은 팔다리 대소 관절에도 미치고 있었다. 관절 주위에 부종이 있어 반경직 상태이며 보행을 하거나 움직이면 심한 통증이 있었다. 업무와 일반 생활에도 지장이 있어, 갖가지 치료를 행하였으나 증상은 호전되지 않았다.

입원 후 '양진화 851'을 복용.

1주일 만에 관절의 부종이 차차 사라지기 시작하고 동통도 가벼워졌다. 다리에서 팔, 손가락의 관절로 개선되어 나가서, 이윽고 침대에서 일어나 자신의 일을 할 수 있게 되었다. 다시 2주일 후에는 관절 부분을 크게 움직일 수 있게 되었고, 수면도 충분히 취할 수 있게 되어 식욕도 증진되었다. 또 얼굴에 붉은 기운이 돌기 시작하였다. 1개월 후에는 기본적인 치유로 간주하고 퇴원을 허가했다.

왼쪽 발등 혈관염 | 남성, 37세 |

10년동안 왼발의 혈관염을 앓고 있었다. 발등에 병증이 있어 발등을 안쪽으로 구부릴 수가 없는 상태였다.

'양진화 851'을 다섯 병 복용 후 발등의 혈관염은 진행되지 않게 되고, 피부의 온도도 올라가서 색깔도 좋아졌다.

만성 위장 장해에도 유효

⑤의 '내분비, 중추 신경 계통의 조절', ⑥의 '소화 기능을 좋게 한다'는 효과에 대해서도 정리해 둔다.

내분비·중추 신경 계통을 조절한다는 것은 곧 갱년기 장해 등의 부인병, 그리고 부정수소(不定愁訴)·심신증 증후군에 좋다는 것을 나타내고 있다. 또 소화 기능을 좋게 한다는 것은 만성 위염이나 위장 장해 등 소화성 궤양·위장 질환에 효과가 있다는 것이다.

만성 위염·유문부 궤양 | 남성, 54세 |

상복부에 불규칙적인 팽만감과 통증이 4년 남짓 계속되고 (위염 증상), 배꼽 주변에 돌발적인 통증과 설사 증상도 20년 남짓 계속되어 입원하였다.

만성 위염으로 진단된 후 내시경에 의한 검사로 유문부의 궤양이 발견되어 만성 위염으로 단정되었다.

'양진화 851'을 복용하고 1개월 후에는 배꼽 주변의 통증이 사라지고, 설사 증상도 개선되었다. 하루 5회의 대변이 2회가 되고, 식욕도 증가하였다.

또 내시경에 의한 검사 결과, 유문부의 궤양은 유착하고, 위염 증상이 개선되어 있었다.

과민성 위장 장해 | 남성, 58세 |

돌발성 복통과 설사가 하루에 4~5회 있어 입원하였다. 배꼽주변에 압통(壓痛)과 복명(腹鳴)이 있고 현기증이 있으며, 식욕은 없고 정신 상태는 불안정하였다.

검사 결과 혈변도 나오지 않고 적리도 아니었기 때문에 과민성 위장 장해로 진단되었다.

입원 후 한방약의 투여와 물리 요법을 계속하였으나 병상이 개선되지 않으므로 '양진화 851'으로 전환하였다. 1주일 후 복통과 현기증이 서서히 개선되고 식욕도 불어났으며, 설사 상태가 나았다.

1개월 후에 퇴원하였다.

제6장
'양진화 851' 복용 사례 모음

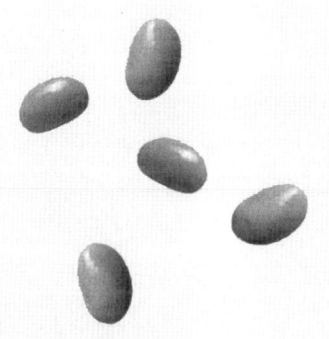

1. '양진화 851' 으로
　　　탈저(脫疽)를 고쳤다

히로시마현(廣島懸) | 이케하라 마사아키, 49세 |

　탈저는 말초 혈관의 동맥 경화와 혈전증이 진행되어 신체 조직의 일부가 부패하여 탈락하는 질병이다.
　원래 간장 장해가 있었던 나는 혈액이 끈적끈적해서, 혈관 주사를 맞거나 할 때 주사기 속에서 혈액이 응고하기도 했다.
　몸이 곧잘 피로해져서 그저 걸어다니는 것만으로도 그것이 장시간 계속되면 녹초가 되곤 했다.
　그러던 어느 날, 왼발의 엄지발가락과 왼손의 약지손가락 끝에 욱신거리는 격통이 엄습했다.
　혈관이 막혀서 혈행 장해로 인하여 손발 끝부터 죽어가는 탈저의 증상이 나타난 것은 지금에 와서 생각하면 그때였던 것이다.
　결국 3년 전에 입원했다.
　그러나 원래 병원을 싫어하고 약을 싫어하는 나는 의사가 주는 약도 먹을 마음이 들지 않았다.

이때도 몰래 병원에서 녹즙과 현미를 먹고 있었다.

믿고 있었던 식이 요법의 보람이 있어, 입원 중에 나의 혈액은 끈적거림도 없어지고 깨끗해졌다.

그러나 퇴원 후 시간이 경과함에 따라 다시 원래의 상태로 되돌아가서, 손가락과 발가락 끝의 심한 통증에 시달리게 되었던 것이다.

그 무렵 친지로부터 '양진화 851'을 소개받았다.

주성분이 여러 종류의 아미노산 등으로 되어 있었으므로 틀림없이 좋을 것이라고 생각하고 복용하기 시작했다.

첫날 작은 사기 잔(20㎖)으로 한 잔씩 두 번 복용했다.

이튿날, 우선 타액의 분비에 변화가 일어났다. 혈액의 끈적거림과 마찬가지로 타액의 분비도 이상했던 것이 좋아지고 호흡도 편안해졌다.

그리고 '양진화 851'을 복용하기 시작한 지 1주일 후 손가락 끝의 상처에서 고름이 나오고, 염증을 일으키고 있던 부분의 부기도 가라앉았다.

이것은 '양진화 851'에 대하여 내가 기대하였던 그대로의 호전반응이었다.

현재는 통증도 없고 부기도 가라앉아서 치유된 상태이다.

나는 질병을 고칠 수 있는 것이 진정한 약이라고 생각하고 있다. '양진화 851'은 의약품은 아니지만, 이것이야말로 진정한 약이라는 것을 확신한다.

2. 원인 불명의 병이 치유되었다

시즈오카현(靜岡縣) | 스기하라 아야코, 52세 |

4~5년 전 손가락 끝에 욱신거리는 통증을 느꼈는데, 그와 동시에 서서히 손가락 끝이 변형되기 시작했다.

왼손의 둘째손가락에서 새끼손가락, 오른손의 새끼손가락 등으로 자꾸만 손가락이 구부러져서는 그대로 경직되어 버렸다.

류머티즘이 아닌가 걱정이 되어 병원에 가서 검사를 받았지만, 검사 결과 류머티즘은 아닌 것으로 판명되었다.

엑스레이를 찍어 봐도 속이 곪은 것은 아니었다. 이전에 한번 아카시(明石)에서 입원한 적이 있는데, 그때 둘째손가락의 손톱이 빠진 적이 있는데 그 일과 무슨 관계가 있을지도 모른다 싶어 여러 군데 병원을 돌며 검사를 받았다.

그러나 모든 병원의 의사가 류머티즘은 아니라고 하는 것이었다. 한마디로 원인 불명의 병이었던 것이다.

형식적으로 주는 외용약과 진통제를 받아왔지만, 원래 약을 싫어하는 탓도 있고 해서 아무리 아파도 진통제는 먹지 않았다.

주위에서 권하여 건강식품도 먹어 보긴 했지만 효과가 없어 반쯤 단념한 상태로 불편한 생활을 하고 있었다.

우스운 이야기 같지만, 집에 도둑이 들어서 경찰을 불렀을 때, 무슨 서류에 손도장을 찍어 달라는 말을 들었다. 그러나 손가락이 구부러져 있기 때문에 손도장을 찍으려 해도 찍을 수가 없었다.

"모르는 사이에 엄지손가락도 이렇게 구부러졌네……."

그때에는 너무도 놀라서 크게 웃어버렸을 정도였다.

그런데 지금부터 반년쯤 전, 친지로부터 '양진화 851' 이라는 좋은 음료가 있다는 말을 들었다. 최근에는 특히 여러 가지 건강식품이 나와 있으므로, 그 이야기도 처음에는 그저 적당히 들어 넘겨 버렸다.

"병원에 가도 낫지 않는 것이 그런 것으로 나을 리가 있나?"

그로부터 1개월쯤 지나서 몸의 컨디션이 몹시 나쁘던 날 '양진화 851'을 내게 권해 주었던 친지의 말이 문득 생각났다.

시험 삼아 별 기대 없이 복용하기 시작했던 것이다.

하루에 20ml를 2~3회 복용했다.

복용한 이튿날 몸이 편해졌다.

사흘째 되던 날은 몸의 컨디션이 좋아졌으므로, 사우나를 좋아하는 나는 친구와 함께 사우나에 갔다.

그때였다. 깜짝 놀라고 흥분한 것은 어느 때에는 손을 보호하는 마음에, 앉거나 일어서거나 할 때에도 어디에 손을 짚거나 하는 일이 없었다.

그런데 그날, 무심코 구부러져 있던 손가락을 갑자기 똑바로 뻗고, 손을 펴고서 마룻바닥을 짚었던 것이다.

"어머나! 손을 똑바로 짚고 있네요!"

같이 있던 친구도 기뻐해 주었다.

원인 불명의 병으로 오랫동안 고생하던 나는 '양진화 851'으로 구원을 받은 것이다.

지금은 손가락의 통증도 부기도 없다.

그 이후로 몸의 어딘가에 고통을 호소하는 사람을 만나면 '양진화 851'을 권하고 있다.

내 권유로 '양진화 851'을 복용한 어떤 친구는 '노안이 나았다'면서 무척 기뻐하고 있다.

3. 신우염의 고통에서 해방되었다

히로시마현(廣島縣) | 조이치 미키코, 50세 |

어머니도 오랫동안 신장병을 앓고 있었지만, 내 신장병도 지병이었다.

조금만 무리를 하면 온몸이 부었다. 일 때문에 새벽 4시 30분에는 기상을 해야만 했다. 아침 6시부터 저녁 6시까지의 근무는, 서 있는 시간도 길기 때문에 몸이 부었을 때는 움직이기가 힘들어서 괴로운 적도 있었다.

오랫동안 병원에도 다녔다. 소변 검사 결과 단백도 나왔는데, 그것은 육안으로도 알 수 있을 정도였다.

입원해야만 할 처지인데도 그러지를 않고, 매일 통원을 하면서 주사를 맞고 있었다.

한 달 반 동안 직장을 쉬면서, 약 먹기를 싫어하는 나는 한방약을 열심히 복용했다.

그러나 증상은 여전했고, 몸은 전체적으로 부어 있는 느낌

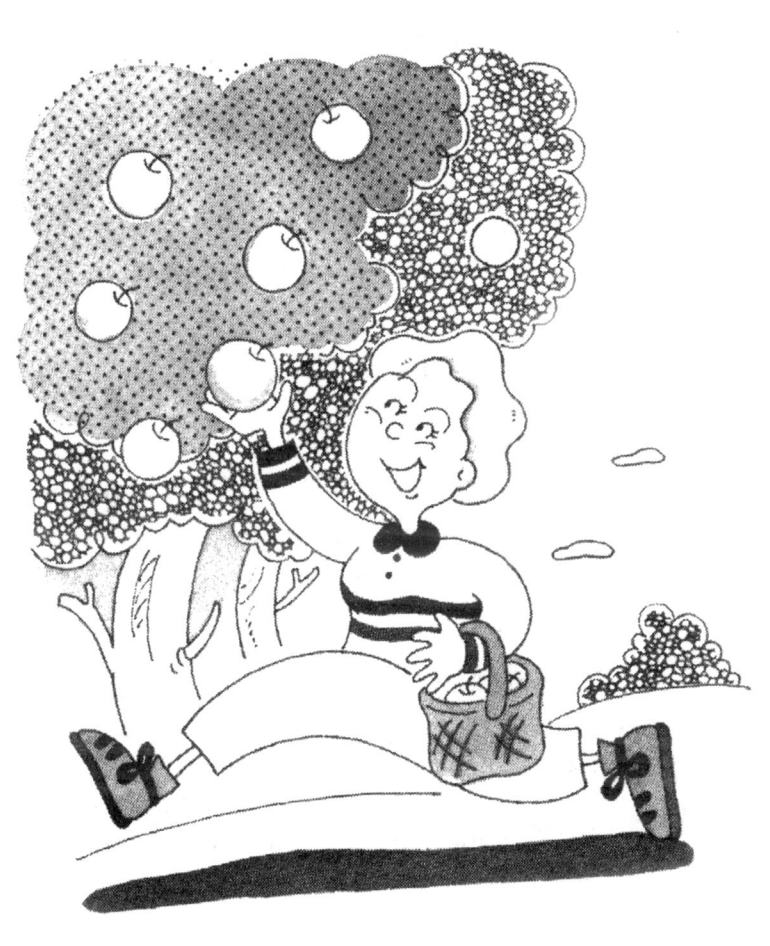

이었다. 특히 컨디션이 나쁜 때에는 하루 종일 누워 있었던 적도 있었다.

그때 '양진화 851' 을 소개받았다.

처음에는 반신반의, 속는 셈치고 복용했다.

하루에 작은 사기잔으로 한 잔, 이틀 걸러서 또 한 잔. 매일 복용하는 편이 좋다고 들었지만, 별로 기대하지 않았기 때문에 이틀 걸러 복용했던 것이다.

그런데 1주일 만에 몸의 컨디션이 완전히 달라졌다. 아침에 일어날 때마다 몸이 붓고 언제나 나른함을 느꼈었는데 그런 증상이 없어진 것이다.

딸아이도 "아침에도 몸이 붓지 않게 되었네요" 하고 놀랐을 정도이다.

몸의 컨디션이 좋아지면 사람이란 자연히 움직이고 싶어지는 법이다. 지금까지는 언제나 나른함을 느끼고, 몸도 부어 있어서 무겁기 때문에 동작도 느렸는데, 이제 활기차게 움직이고 싶어진 것이다.

일전에도 도조(東城)로 가서 사과 따기를 한 후에 하루 종일 산을 돌고 왔지만, 피로감이 전혀 없었다.

움직일 수 있다는 것이 이렇게 편하고, 힘차게 활동할 수 있는 것이 이토록 기쁜 일이라는 것을 '양진화 851' 을 만나기 전까지는 잠시 잊고 있었던 것이다.

지금은 직장에도 복귀하여 활기차게 일하고 있다.

얼마 전, 직장에서 마시려고 '양진화 851' 을 가지고 갔다가 우연히 만성적으로 컨디션이 좋지 않은 여성에게 마시도록 했다. 그랬더니 그 여성도 사흘 후에, 몸의 컨디션이 좋아졌다며 기뻐하였다. 지금 그 여성은 어머니 배구 모임에 참가하여 힘차게 뛰고 있다.

4. 위에 뚫린 구멍이 메워졌다

도쿄도(東京都) | 다카하시 고지, 58세 |

위장병을 15년 남짓 앓고 있다.

이전에 한 번 한방약으로 고친 적도 있었다. 그것은 중국에서 수입한 나무 뿌리와 바다의 조가비를 합쳐서 30분 정도 달여서 마셔야 했는데 무엇보다도 그 작업이 귀찮고 낫기까지 반 년 이상이 걸렸다.

그런데 금년 2월에 다시 지병이 재발하기 시작한 것이다.

근무 중 갑자기 등에 심한 통증이 엄습하였다. 철판을 찔러 넣고 있는 것 같은 통증이었다. 그것도 바로 하루의 피로가 몸에 쌓이기 시작하는 오후 3시경, 그에 따라 변의 색깔이 거무튀튀해지기 시작했다.

나의 지병은 관리직이어서 여러 가지로 신경쓰는 일이 많기 때문에 그것이 위장에 영향을 미치고 있었던 것으로 생각된다. 관리직에 있는 사람들 가운데 위장병을 앓고 있는 사람이 꽤 많으니까.

등에 통증을 느낀 그날부터 약 2주일 후 병원에 갔다.

위나 장에 출혈이 있다고 했다.

그곳에서 소개해 준 후추(府中) 병원에 가서 검사를 받았다. 위에 구멍이 두 군데 뚫려 있다는 것이었다. 그리고 출혈이 있다고 했다.

보통이면 이 시점에서 수술한다고 의사가 말했다.

'양진화 851'의 신뢰할 만한 내용이라든가, 얼마나 훌륭한 효과가 있는가에 대해서는 그전부터 알고 있었다. 이번 기회에 '양진화 851'의 위력을 스스로 시험해 보기로 했다.

아침에 40ml씩 공복에 들이켰다.

3일 후 통증이 멎고, 변도 보통 색깔로 돌아왔다. 1주일 후에는 안색이 좋아졌다.

그리고 1개월 후 병원에 가서 검사를 했더니 작은 쪽 구멍은 완전히 메워져 있고, 큰 쪽 구멍은 이제 조금 남았다고 하는 것이었다.

이때에는 '낫는 속도가 빠르다'고 의사도 놀랐을 정도였다. 그리고 2개월 후, 엑스레이 검사 결과 완쾌되었음을 알게 되었다.

현재는 그때만큼 '양진화 851'을 마시고 있지는 않지만, 몸의 컨디션이 좀 나쁠 때라든가, 숙취로 기분이 안 좋을 때는 반드시 마신다.

5. 콧속의 궤양이 깨끗이 나았다

이바라키현 | 야마우치 시게루, 59세 |

7년 전쯤부터 매일 아침 코를 풀면 피가 나왔다. 어쩐지 콧속이 간지러운 것 같아서 코를 풀면 코딱지가 떨어져 나오기도 하고, 떨어져 나오지 않을 때는 끈질기게 달라붙어 있는 느낌이 들어서 몹시 불쾌했다.

병원에 매주 2회씩 통원하면서 적외선 램프를 조사(照射)하는 치료를 계속했지만 증상은 조금도 좋아지지 않았다.

비타민 E, 프로테인, 칼슘, 비타민 B 등의 건강식품을 8년 정도 줄곧 먹어 왔지만 그것도 코의 궤양에는 별로 도움이 되지 않았다.

나중에 알게 된 일이었지만 이 병에는 분명한 원인이 있었다.

나는 낚시를 좋아해서 취미로 낚싯대를 만들곤 했었다. 낚싯대 끝을 가늘게 깎는데, 그때 깎아낸 유리가 분말 상태로 공기 속을 날아다니는 것이다. 물론 코와 입 둘레에는 타월을 두르고 작업을 하고 있었지만, 그래도 눈에 보이지 않는 작은 유리 가루를 들이마셔서 그것이 코의 점막에 박히게 되는 것이 원인이었던 것이다.

특별한 통증은 없지만, 콧속의 불쾌감은 몹시 심해서, 아침에 눈을 떠서는 매일 20회 이상 티슈로 코를 풀었다.

병원의 치료로도 낫지 않았기 때문에 반쯤 단념하고 있던 참이었다.

1주일 정도면 좋아질 거라는 말과 함께 '양진화 851'을 소개받았다.

건강식품에 대해서는 원래 잘 알기도 했고, 그에 의해서도 낫지 않았기 때문에, '양진화 851'에 대해서도 처음에는 그다지 기대를 하지 않았다.

시험 삼아 작은 사기 잔으로 한 잔 씩을 하루에 3번 마셨다.

마신 그 이튿날에 변화가 나타났다. 좀 지저분한 이야기 같지만, 매일 아침 나는 코를 푼 다음 출혈 상태를 보기 위해 티슈를 펼쳐 보곤 했었다.

그런데 그날 아침 출혈이 뚝 멎은 것이다.

너무나 놀라서 아내를 불러 티슈 내용물을 보여 줬을 정도였다. 얼마 후에는 마른 부스럼 딱지가 떨어져 나오고, 궤양 상태는 진정되었다.

몸소 '양진화 851'의 우수성을 알게 된 나는 먼저 집안사

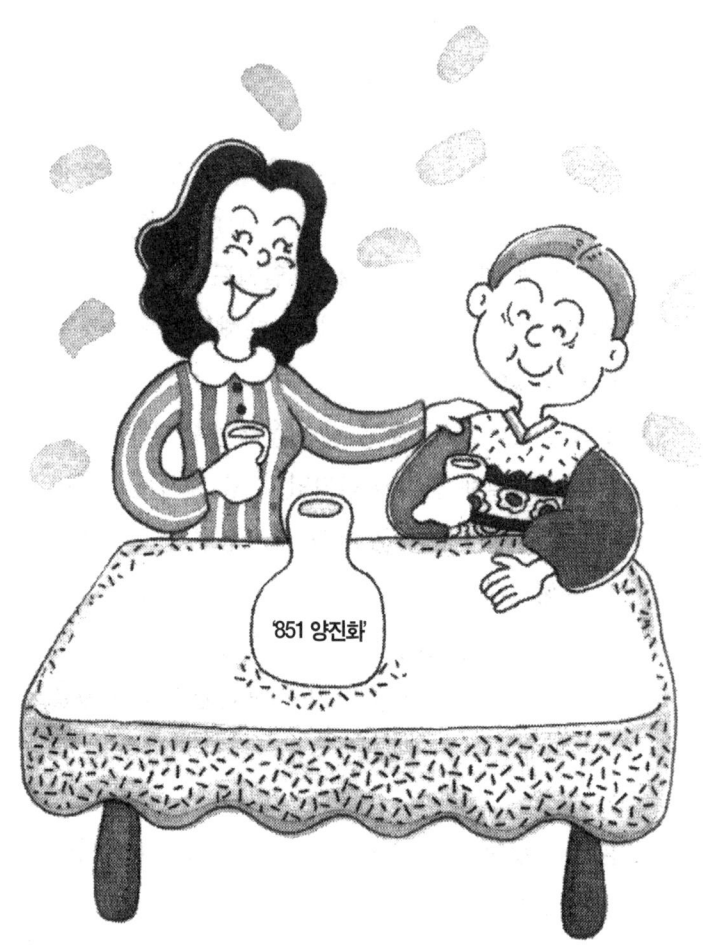

람들에게 권하기 시작했다.

　89살인 어머니는 신부전증으로 온몸이 부어서 일어나 화장실에 갈 수도 없는 상태였다. 연세도 많은지라 앞날도 그리 길지 못할 것으로 단념하고 있었다.

　그런데 '양진화 851'을 마시기 시작한 지 2주일 후, 부기도 가라앉고 혈색도 좋아지기 시작한 것이다.

　어머니의 안색을 보고, '이것이 건강의 색깔이로구나' 하고 실감했다.

　지금은 아내도 함께 마시고 있다.

　생각하건대, 갖가지로 나와 있는 프로테인, 비타민E 등의 건강식품도 먹지 않는 것보다는 먹는 편이 좋겠지만, 그것으로 신체의 기능을 회복시키는 데에는 무척 오랜 시간이 걸린다. 적어도 6개월에서 1년은 필요한 것이다.

　그러나 '양진화 851'은 복용한 그 이튿날, 혹은 수주일 후에 효과가 나타난다. 이 '즉효성'에 큰 매력이 있다고 생각한다.

　처음 복용 할 때는 냄새에 신경에 쓰였는데 사과 쥬스나 우유 같은 것에 섞어서 마시니까 별로 문제가 되지 않았다. 식으로 '양진화 851'을 마시고 있다.

| 부록 |
'양진화 851'의 국제적인 관심과 검증

90차 미국 암학회 연례회의

$\begin{pmatrix} \text{펜실베니아 필라델피아} \\ \text{1999년 4월 12일~17일} \end{pmatrix}$

양진화 외 2인이 공동 연구한 "자연산 치료제로부터 정제한 새로운 약물의 종양 억제효과(Tumor growgh inhibition effects of a novel compoud purified from a natural remedy)" 발표. (논문번호 : 2609)

위 사실에 대한 보도?Regular Articles Cancer Research?(미국 암연구협회 공식 정기 간행물)

91차 미국 암학회 연례회의

$\begin{pmatrix} \text{캘리포니아 샌프란시스코 Moscone센터} \\ \text{2004년 4월 1일~5일} \end{pmatrix}$

Saturated Branched-Chain Fatty Acid, 13-Methyltetradecanoic

Acid에 의한 생체내에서의 인간 암세포 증가억제와 Apoptotic 세포사(死)에 대한 소개

 이 결과들은 중요하고 흥미롭지만 대부분의 항암제는 숙주동물(host animal)과 인간에게 독작용을 가지고 있다.

 그러므로 부작용없이 안전하게 암을 치료할 수 있는 새로운 물질을 발견하는 노력이 매우 중요하다. 콩발효 물질인 양진화 851는 혁신적인 세균 발효를 통해 Pentagenic Pharmaceutical, Inc(Diamond Bar, CA)에 의해 만들어졌는데, 1985년부터 각기 다른 임상병기를 가진 수만명의 암환자들에게 영양공급과 치료를 위해 사용되어 왔다. 이 환자들로부터 얻은 결과는 이물질이 환자의 임상적 상태뿐만아니라 생존율의 증가를 효과적으로 가져왔음을 보여주었다. 그리고 실험실 연구에서 이물질이 암세포의 성장을 억제하였다.

 콩발효물질에서 유사한 항암효과를 지닌 여러요소들이 분리되었는데 이름하여 SBAs라 하며 미국에서 특허심의중이다. SBAs의 구조적 그리고 생화학적 분석은 끝부분에 측쇄를 가진 포화 방지산 (C_{15}~$_{21}$)이다. 그중 하나인 13MTD(iso-C_{15})가 양진화 851에 가장 많이 함유되어있으며 이연구에 이용되었다. 〈총 5페이지중 일부만 게재〉

92차 미국 암학회 연례회의

$\begin{pmatrix} \text{뉴올리안스 LA} \\ \text{2001년 4월 24일~28일} \end{pmatrix}$

'양진화 851' 관련 발표논문 요약

13-Mehyltetradecanoic Acid (13-MTD)는 암세포에서 아포토시스를 유도하나 정상세포에서는 아포토시스를 유도하지 않는다.

대두 발효물질 851양진화에서 추출한 항암물질인 13-MTD는 포화측쇄 지방산이다.

13-MTD는 시험관에서 여러 종류 암세포의 세포자연사를 유도하고 생쥐의 실험에서는 암세포 성장을 억제한다.

강력한 항암제 후보로서 13-MTD를 더욱 확실히 입증하기 위해 여러 정상세포 배양에서 세포자연사를 유도하는 13-MTD의 효과를 조사하였다.

암세포에 투여 후 초기 2시간에 일어나는 세포자연사와 비교하여 유사한 용량의 13-MTD는 부작용을 일으키지 않았으며 24시간 후에 건강인에서 준비한 말초혈액 단핵구에서 세포자연사가 유도되었다.

첨가하여 13-MTD는 우리가 시험한 바에 의하면 단지 약간의 세포 살해효과는 관찰되었지만 3가지세포(정상인간 상피 각화 세포, 정상인간 피부 섬유 아세포, 인간유선 상피 세포)에서는 세포자연사가 유도되지 않았다.

정상세포와 암세포에 대한 13-MTD의 각기 다른 효과를 더 자세히 이해하기 위해 이 두세포에서 세포자연사를 유도하는 분자기전(molecul O2 mechanism)을 조사했다.

암세포에서 13-MTD의 세포자연사유도는 Poly-(nop-ribose) polymease(PARP)와 lamin-B 단백질의 분절에 의한 caspase경로와 관련있다.

미토콘드리아에서 Cytochrome c 의 유리와 ratinoblastoma(Rb) 단백의 저 인산화는 모든 암세포에서 관찰된다.

caspase inhibtor(억제제)인 Z-DEVD-fmk와 Z-VAD-fmk는 caspase의 활성을 억제하고 PARP와 lamin-B의 분절을 막는다.

그러나 Cytochrome c 의 유리와 Rb의 저 인산화는 영향을 받지 않는다.

이는 caspase 억제제의 존재하에서 13-MTD 의 지속적인 암세포 살해 효과에 중요하다.

이러한 분자 변화는 암세포에서만 관찰되며 정상세포에서는 관찰되지 않는다.

이 결과는 13-MTD가 세포자연사를 유도하는 기전에 있어서 다양성을 의미한다.

더 나아가 암세포에서의 선택적인 세포자연사 유도와 유일한 분자변화는 13-MTD가 주로 암세포를 대상으로 한 항암제로 사용될 수 있음을 암시한다.

93회 미국 암학회 연례회의

$\begin{pmatrix} \text{캘리포니아 샌프란시스코 Moscone 컨벤션 센터} \\ \text{2002년 4월 6일~10일} \end{pmatrix}$

'양진화 851' 관련 발표논문 요약

제목: 메틸 사데칸산의 전임상의 평가(13-Methyltetradecanoic Acid)

우리는 중국에서 항암 보조제로 널리 쓰이는 발효 콩음료인 Yang Zhen-Hua 851의 가장풍부한 활성성분이 13-Methyltetradecanoic Acid(13-MTD)임을 밝혀냈다.

소분자 생합성 항암물질인 SBA의 대표적인 구성성분인 13-MTD는 암세포를 아폽토시스로 유도하는 강력한 항암물질임이 발견되었다. (Zhenhua Yang, et al. (2) Cencer Research, 60, 505-509)

임상 이전의 연구는 이 합성물의 약리학, 독성 평가를 위해 실시되었다. 시험관 안에서 백혈병(HL60), 유방암(Bcap-37) 같은 몇몇 인체 암세포들의 성장을 억제하는 것이 다시 한 번 확인되었다. 생체내 실험에서도 자궁암 U14, 육종 S180, 복수(腹水)를 동반한 간암 HAC, 백혈병 P388에 걸린 4마리 생쥐실험을 통해서 효과가 확인되었다. 400mg/kg용량으로 투여했을 때 종양억제율(IR)과 수명연장율(ER)은 4마리 각각 64.88%(IR), 74.16%(IR), 45.45%(ER), 44.0%(ER)로 나타났다. 이러한 비율들은 항암제들인 CTX와 5-Fu와 비교된 것이다.

장·단기 독성실험은 13-MTD의 안정성을 나타낸다.

LD50〉5kg/kg(i.g.), LD50〉2kg/kg(s.c.)의 용량으로 위내투여나 피하주사 투여에서도 사망이나 주요한 (심각한) 기형이 나타나지 않았다. 13-MTD(추천용량의 150배이상)를 쥐(그냥 쥐)에 3.0kg/kg and I.g., 비글(개)에 1.6g/kg씩 매일 90일을 경구투여한 결과, 독성이 발견되지 않았다. 생쥐 골수의 다염성 적혈구의 (섬모충의) 소핵실험, 생쥐정액의 기형원인물질 실험이나 Ames실험 등에서 13-MTD의 돌연변이 활동은 관찰되었지만, 특이한 돌연변이 결과는 없었다. 면역계에 대한 13-MTD의 효과를 보기위해 세망내피계의 식세포의 기능, 혈청적혈구용혈(溶血) 현상발생, 지연형과민반응, 면역기관의 무게 등이 조사되었다. 정상생쥐와 면역력이 손상된 생쥐의 면역기능에 대한 영향을 알아보기 위해서, 우리는 생쥐들에게 13MTD와 CTX 그리고 두 가지 모두 투여하는 실험을 했다. 결과는 13-MTD 0.4g/kf 용량에서는 정상생쥐 (p,0.001)의 면역기능에 아무런 영향이 없었고, 화학요법의 약품인 CTX같은 화학요법의 약품에 의해 일어나는 면역력억제가 약화되지 않았다. 더욱 흥미로운 것은 면역력억제 같은 몇몇 경우는 13-MTD와 동시에 투여되었을 때 경감되었다.

요약해 보면 여기에 보고된 전임상 실험은 13-MTD가 다양한 종양에 확연한 억제효과를 가지고 있으며, 극히 낮은 독성과 숙주(환자)의 면역체계에 적은 영향을 준다. 화학요법의 약품에 의해서 생기는 면역력 억제에 대한 감소효과는 이 물질이 보조치료에 훌륭한 항암제임을 의미한다.

94회 미국 암학회 연례회의

(캐나다 토론토
2003년 4월 5일~9일)

'양진화 851' 관련 발표논문 요약

D81의 세포의 약리 및 안정성 평가 ; 새로운 소분자 항종양물질의 하나인 독특한 지방산이 합성되었으며 가능성 있는 항종양 물질로 평가되었다. 우리는 이미 콩단백 발효물에서 추출한 13-MTD를 보고했는데 13-MTD는 암에도 증식을 억제하며 생체내에서 정상세포에는 영향을 미치지 않고 세포 자연사를 유도함으로써 암세포 성장을 억제한다. (Cancer Res. 60권 505페이지 2000년) 생활성지방산의 종류를 넓히기 위해 노력하였고 부작용은 적은 반면 강력한 효과를 지닌 새로운 물질을 개발하였다. 카프복실 그룹을 변화시킴으로서 13-MTD로부터 85종의 유도체를 개발하였다.

여기에 우리 연구자는 N-(12-methyl-tridecyl-) hydrazine hydrochloride 즉 D-81이라고 명명한 물질에 대해 기초적인 데이터를 보고한다. D-81의 세포특성효과는 BRO(흑색종), HL60(백혈병), HT29(대장암), K562(백혈병), MDAH231(유방암), PC-3(전립선암), SKOV3(난소암)등의 인간암 세포주에서 평가하였다.

7개의 세포주중 6개의 상대적 세포특성(IC50 value)은 4.2~8.5 ug/ml이었고 MDAH231의 IC50치는 16.1ug/ml이었

다. D-81은 13-MTD보다 일관되게 보다 강력했다. 예를 들면 BRO세포주에 대한 D-81과 13-MTD의 IC50치는 4.3과 31ug/ml이었다.

위에 대한 급성 독성실험으로 D-81단독으로 위내에 주입한 후 14일 동안 관찰하였는데 LD50은 2.748g/kg이었다. 13-MTD를 똑같이 위내에 투여하였을 때 LD50은 5g/kg이었다. 치료치를 고려할 때 D-81과 13-MTD의 안전성은 동등하였다.

우리는 또 K562(백혈병)와 MCF-7(유방암)세포주에서 세포자연사를 유도하는 D81의 능력을 조사하였다. 약물에 노출된 지 24시간 만에 두 가지 세포주에서 DNA물질이 검출되었다.

TUNEL분석 역시 D-81로 8시간 동안 처리한 세포주에서 양성으로 염색되었다. 우리의 기초적인 연구결과는 D-81이 13-MTD보다 강력한 항암효과가 있음을 암시하며 이 두 물질은 비슷한 작용기전을 가지고 있다.

인간 암의 주모델에 대한 D-81의 생체 연구는 중국과 MD Anderson Cancer Center에서 현재 진행 중이며 앞으로 보고가 될 것이다.

95회 미국 암학회 연례회의

(올란도 플로리다
2004년 3월 27일~31일)

'양진화 851' 관련 발표논문 요약

분지 지방산으로부터 추출한 새로운 항암물질 D-82의 개발과 특성

12와 13-MTD 산(acid)과 같은 분지 지방산이 체내와 체외 실험(Cancer Res. 60: 505, 2000: Prostalo 55: 281, 2003)에서 암세포의 성장을 억제하고 세포사멸을 유도하는 것으로 알려져 왔다.

우리는 13-MTD 지방산의 구조를 변형시켜 N-N-di(2-aminoethyl)13-methyl tetradecanoyl amino tri hydrochloride 이라는 성분을 만들어 D82라 명명하였다.

D82라는 새로운 성분이 IL-1(인터루킨-1)에 의한 NFkB의 활성화와 세포내 지방산 대사를 변화시켜 전립선암 세포주와 간암세포를 억제하는 효과를 기대하고 실험을 하였다.

7종의 인간 암세포주에 D82를 첨가한 결과 $2.2~6\mu g$/ml에서 세포성장을 완전히 억제하였다.

과거의 연구에서는 세포성장의 억제가 G_0/G_1세포분열 정지기/ DNA 합성준비 기간)과 G_2 / M (분열준비기 / 유사 분열기)의 감소와 동시에 S기 (DNA합성기)의 증가에 의한 것으로 밝혀졌다.

우리는 D82가 IL-1(인터루킨-1)에 의해 NFkB가 활성화되는

지를 조사했다.

간암세포 (Hep-3B)를 2시간 동안 D82를 전처치하였다.

그 후에 IL-1으로 자극을 가한 뒤 IL-1 NFkB의 활성도를 EMSA와 Luciferase reporter gene assays로 측정하였다.

우리의 연구결과를 D82를 첨가하였을 때 NFkB의 활성의 억제는 용량의 존성임을 보였다.

우리는 또한 간암세포 (Hep-3B)와 전립선암(PC 3)세포에서 지방산 대사를 변화시키는 것을 관찰하였는데 15-HETE와 13-HODE 수치를 22배 내지 5배 상승시켰다.

흥미롭게도 전립선암세포 (PC 3)는 D82에 노출 되었을 때 15-HETE를 5배 증가시킬 뿐만 아니라 PGE_2(프로스타그란딘 E_2) 수치는 45% 감소를 가져왔다.

(프로스타그란딘 E_2)의 감소와 15-HETE의 상승은 농도의 존성이였으며 악성세포증식의 조절이 D82에 의한 것임을 보이고 있다.

이 연구는 Yang's Biochem Co. LTD의 보조로 이루어졌다.

'양진화 851' 미국 특허 취득

'양진화 851'에 대한 지금까지의 설명으로 '양진화 851'이란 무엇인가를 대충 이해하셨으리라 믿는다.

결론을 대신하여 국제적인 평가에 대하여 기술하고자 한다.

"바이오 기술에 의하여 탄생되는 천연 단백질류의 물질이 종래의 약물 요법의 상식을 뒤집을 것이다."

이와 같이 예상되고 있었던 것이 현실화된 것이다. '양진화 851'이 바로 그 물질이다.

'양진화 851'에 집중되는 관심은 세계적인 규모로 급속도로 확산되고, 그야말로 최첨단 바이오테크놀로지 분야에서 연구가 진행되고 있다.

미국에서도 '양진화 851'의 특허를 획득했으니, 앞으로 공동 개발 등이 활발해지면 여러 가지 식품과 의약품 등으로 보다 더 폭 넓게 보급될 가능성이 클 것으로 판단된다.

일본에서도 재빨리 '양진화 851'에 주목한 기업들이 '공동 개발을 하고 싶다', '의약품으로 응용할 수 없는가', '화장품으로 좋지 않을까?' 하는 등의 제안을 하고 있음은 두말할 것도 없다.

FDA 인가가 보여 주는 의미

'양진화 851'이 갖가지 검사를 통과한, 신뢰할 수 있는 영양 드링크임은 이미 알았을 것으로 믿는다. 또 한 가지, 미국의 검사 기관에서 통과한 사실도 알려 두기로 한다.

FDA는 미국 식품의약품국(Food and Duty Administration)의 약칭이다. 미국 보건교육 후생성의 한 부서로, 식품의약품 공해를 적발하고, 의약품의 인가, 식품·첨가물의 검사등을 행하고 이를 총괄하는 기관이다. 몇 해 전 FDA는 프랑스산 미네랄워터에서 발암 물질로 지목되는 벤젠을 검출하였다. 또 일본산 건강식품으로 인한 사망 사고 발생을 지적한 바도 있다.

'양진화 851'은 그런 FDA의 엄격한 검사를 받고서 인가된 것이다.

양진화 851 한가지 물질로 발명 특허를 두 번 받음

1차 특허 : 1989년 발명 명칭 "851 영양액 제조방법"
2차 특허 : 2003년 발명 명칭 "항암물질의 응용 및 그 생산방법"